JN127097

うつ病に対する TMS療法 Up-to-date

自分らしい生き方を求めて

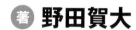 **野田賀大**

慶應義塾大学医学部精神・神経科学教室 特任准教授

中外医学社

はじめに ― 序文

　私は臨床研修修了後，精神科医になる前に，まずは人の個性や自己同一性を形作る基礎となる「記憶と学習」の原理を研究したいと思い，東大医学部の基礎医学教室（三品研究室）で約2年間を過ごしました．そこでは，神経科学の基礎を学びつつ，記憶・学習の鍵分子であるグルタミン酸受容体をターゲットにした遺伝子改変モデルマウスに対して，さまざまな行動実験，電気生理学的解析，脳組織切片にさまざまな試薬を適用した組織形態学的評価などの実験を行っていました．筆者はその中でも特にマウスの海馬や前頭前野におけるグルタミン酸受容体が記憶や学習に果たす役割を解明するために，記憶と学習の成立・維持に必須である「神経可塑性」を切り口に，日々行動観察実験および *in vivo* での電気生理実験を行っていました．当時自分が行っていた実験で非常に印象深かったのは，マウスやラットの海馬に微弱な電流を高頻度で与えると神経可塑性の誘導に関わる長期記憶増強（long-term potentiation: LTP）が引き起こされ，その前後で実施した迷路課題の成績が明らかに上昇したことでした．また，LTP誘導後の脳組織切片を特殊な顕微鏡で観察すると実際にシナプスやスパインの増大が認められ，特殊な試薬で免疫組織染色すると神経可塑性に関連した分子の発現が増加していることもわかりました．同研究室ではラボワークの基本や研究の厳しさなどを間近で学ぶことができ，非常に貴重な経験を積むことができました．

　その後，私は本来の精神科医としてのトレーニングコースに戻り，大学精神科や単科精神科，クリニックなどでうつ病，統合失調症，認知症の患者さんの診療に従事し，臨床業務で慌ただしい日々を送りました．そのような状況の中，薬物療法ではなかなか病状が良くならないうつ病患者が多いという現実を目の当たりにするようになりました．うつ症状が重い場合には，入院していただき，必要に応じて，電気けいれん療法（electroconvulsive therapy: ECT）を実施することもしばしばありました．ECTは一時的には良く効く治療法なのですが，その持続効果は割と短いことが多く，退院後すぐに再燃・再発してしまうケースが多いという問題も感じていました．さらに，医師としてショッキングだったことは，私自身が主治医として担当していた重症うつ病の患者さんにECTを実施したところ，副作用の健忘症状が非常に強く，その後，患者さんのもとに何度か診察に行っても，本人は私のことを完全に忘れてしまっており，暫くの間，私のことを認識できなくなってしまったことでした．ECTによって，うつ症状はある程度良

くなったのですが，人間にとって，その人をその人たらしめる土台となる記憶を
このような形で消し去ってしまうことがありうる治療法は怖いなと思い知らされ
た出来事でした．

　このように，「記憶や学習」に関する基礎研究室での興味深い経験と精神科医と
しての衝撃的な臨床経験が無意識のうちに自然と融合し，それが強い動機とな
り，「自分は精神疾患に対する非侵襲的な新たな治療法の開発を目的とした
ニューロモデュレーションの専門家になろう」と強く決意したのでした．善は急
げで，早速当時お世話になっていた東大精神科の荒木先生（現帝京大学医学部附
属溝口病院・教授）と笠井先生（現東京大学医学部附属病院・教授）に相談し，
「治療抵抗性うつ病に対する反復経頭蓋磁気刺激療法（repetitive transcranial
magnetic stimulation: rTMS）臨床研究」をテーマに博士論文を書くことにしま
した．それはもう今から 14 年前のことですが，筆者が rTMS を研究し始めた頃
は，日本ではまだ rTMS という名前すらほとんど知られておらず，まさに黎明期
の時代でした．その当時は rTMS といった治療法がどんなものなのかを精神科医
療に携わる人々やうつ病患者さんおよびその家族などにもっときちんと知っても
らいたいなと思っていました．しかし，当時は TMS 療法に関して，一部のメディ
アにやや誇張された形で取り上げられたことはありましたが，筆者が現場で感じ
ていた肌感覚とは，良くも悪くもかけ離れたものでした．

　それから約 10 年が経ち，2019 年 6 月に NeuroStar TMS 治療装置（Neuronet-
ics Inc.）を用いたうつ病治療が一定の条件下で保険適用されるようになりまし
た．今度は約 14 年前の状況とは異なり，TMS 療法が保険適用される前後から，
うつ病に対する新たな治療法として突如注目されるようになりました．しかし，
実態としては，さまざまな理由から主に都市部のクリニックにおいて，保険治療
ではなく自由診療の形で TMS 療法が導入されるようになってきました．同治
療法を長年専門にしている筆者としては，TMS 療法の知名度が上がり，徐々に人口
に膾炙するようになったこと自体はとても喜ばしいこととして受け止めていたの
ですが，その一方で TMS 療法の実践において，rTMS の専門家ではない医師が
営利目的で同治療を適当に実施しているケースも散見されるようになり，そのよ
うな捻じれた歪な状況を何とか是正したいという強い思いに駆られたのも事実で
す．

　そのような複雑な心境を抱いているさなか，中外医学社の五月女謙一様より，
時宜を得た本書の執筆依頼を受け，「これはまさに自分がやるべき仕事だな」とい
う思いから，二つ返事で引き受けさせていただきました．このような貴重な機会

を与えてくださいました提案者の五月女様にはこの場を借りて御礼申し上げたいと思います．

　本書が医療従事者および一般の方々にとって TMS 療法に関する正しい知識や考え方を身に付ける一つの契機となり，ひいては，そのことが TMS 療法のさらなる普及と適正使用に繋がることを切に願っております．微力ながら，本書がそのような役割を果たす嚆矢となれば，著者としては望外の喜びです．

　　　2021 年 12 月
　　　　　　慶應義塾大学医学部精神・神経科学教室　特任准教授
　　　　　　野田　賀大

目次

はじめに ― 序文 ……………………………………………………………… iii

第1章 経頭蓋磁気刺激法 (transcranial magnetic stimulation: TMS) とは
1. TMS の物理学的原理 ………………………………………………………… 1
2. TMS の生物物理学 ………………………………………………………… 8
3. TMS と神経科学 …………………………………………………………… 10

第2章 TMS の歴史
1. TMS のアーキタイプ ……………………………………………………… 16
2. TMS のプロトタイプ ……………………………………………………… 19
3. TMS の現代史 ……………………………………………………………… 27

第3章 抗うつ治療としての rTMS
1. うつ病について …………………………………………………………… 31
2. うつ病の病態生理 ………………………………………………………… 33
3. うつ病に対する TMS 療法の治療メカニズム …………………………… 34
4. うつ病に対する TMS 療法の治療予測因子 ……………………………… 42
5. うつ病に対する TMS 療法に関する臨床研究の今後の方向性 … 48

第4章 TMS 療法の実際

1. TMS 療法の適用と禁忌 ·· 51
2. TMS 療法の安全性・忍容性と有害事象 ································· 52
3. TMS 療法の刺激条件 ·· 53
4. うつ病に対する TMS 療法の有効性のエビデンス ·············· 54
5. リアルワールドにおける rTMS の治療成績 ························· 56
6. rTMS 治療器の違いによる影響について ···························· 56
7. rTMS と薬物療法の併用について ······································· 57
8. 患者の選択に関する検討事項と推奨事項 ·························· 58
9. TMS 療法のスケジューリングについて ······························ 58
10. 再発予防のための TMS 療法戦略 ······································ 59
11. TMS 療法の持続効果について ··· 59
12. メンテナンス rTMS による再発予防 ·································· 60
13. うつ病の再燃・再発時の rTMS 再導入について ·············· 62
14. rTMS 臨床でよくある質問 ··· 63

第5章 TMS 療法の応用編

1. 標準 TMS 療法以外の新型 TMS プロトコル ····················· 66
2. TMS コイルの種類の違いによる影響 ·································· 67
3. TMS の刺激部位同定のためのニューロナビゲーション ········ 70

第6章 ケースシリーズ提示

1. 保険医療編 ··· 76
2. 臨床研究編 ··· 79
3. 自由診療編 ··· 81

第7章	TMS 療法の倫理と課題
	1. TMS 療法の倫理 ……………………………………………………… 87
	2. TMS 療法の課題 ……………………………………………………… 100

第8章	TMS 療法の展望と未来: 進化し続けるニューロナビゲーション技術
	1. TMS 療法の刺激部位のターゲティング方法の変遷 ………… 108
	2. 頭皮計測による TMS 療法のターゲティング法 …………… 111
	3. 脳神経画像による構造・機能・代謝レベルに基づいた ニューロナビゲーション ………………………………… 113
	4. コネクトミクス時代の脳刺激法 ……………………… 115
	5. 前帯状皮質膝下部との機能的結合性に基づいた TMS 療法のターゲティング方法 ………………………… 116
	6. 個々人の機能的結合性に基づいた TMS 療法の ターゲティング・アプローチ …………………………… 118
	7. 症状特異的な神経ネットワークに基づいた TMS 療法の ターゲティング・アプローチ …………………………… 119
	8. TMS 療法における左 DLPFC 以外のターゲット部位 ……… 119
	9. ニューロナビゲーション技術の進化の方向性 ……………… 122
	10. 空間情報以外の時間・位相・刺激強度パラメータを指標とした TMS ターゲティング・ニューロナビゲーション技術 ……… 122
	11. 結語 ……………………………………………………………… 125

第9章	TMS 療法の成人のうつ病以外の精神疾患への適用可能性
	1. 小児・思春期うつ病 ………………………………………… 128
	2. 周産期うつ病・産後うつ病 ………………………………… 129
	3. 双極性うつ病（双極性障害のうつ病相） ………………… 130
	4. 強迫性障害 …………………………………………………… 131
	5. 不安障害 ……………………………………………………… 132

6. 心的外傷後ストレス障害 ……………………………………………… 132

7. 統合失調症 ……………………………………………………………… 133

8. 軽度認知障害およびアルツハイマー型認知症 ……………………… 134

9. うつ病における認知機能障害 ………………………………………… 137

10. 発達障害 ………………………………………………………………… 138

11. 依存症および衝動統制障害 …………………………………………… 139

12. 不眠症 …………………………………………………………………… 141

おわりに ── 謝辞 ………………………………………………………… 146

索引 …………………………………………………………………………… 149

経頭蓋磁気刺激法(transcranial magnetic stimulation: TMS) とは

Point

①TMS は「ファラデーの電磁誘導の法則」を医工学的に応用し，脳の標的部位の大脳皮質を，非侵襲かつダイレクトに過電流により刺激するものである．

②電気回路の特性により，単相性，二相性の電場を発する TMS があり，後者は一般的に持続時間が短い．

③TMS コイルには円形，8 の字などさまざまな種類があり，それぞれの形状に応じた特性を有する．

④TMS コイルからの発熱を逃す方法として，空冷式と液冷式が存在する．

1. TMS の物理学的原理

　　Transcranial magnetic stimulation（TMS）の原理は，1831 年にマイケル・ファラデーが発見した「ファラデーの電磁誘導の法則」に基づいている．ファラデーの法則とは，1 つの閉じた回路の面を貫いている磁束の量が変化したとき，その回路に沿って誘導起電力が生じ，その起電力の大きさはその回路を貫く磁界の変化の割合に比例するといったものである 図1．TMS の場合，高圧の電流が TMS コイルに流れると，「アンペールの法則（右ねじの法則）」によって，コイルから高磁場が発生し，交流電源によりその高磁場が瞬間的に変動することによって，先程のファラデーの法則により誘導電流が生じる．TMS ではまさにこれらの原理を医工学的に応用している．さらに TMS コイルは，コイルの巻き方が工夫されてお

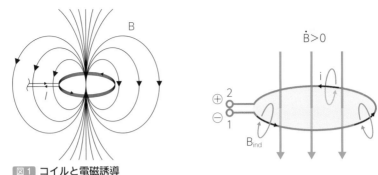

図1 コイルと電磁誘導

左： アンペールの法則 (右ねじの法則)：コイルを流れる電流 I によって磁束密度 B が発生する.

右： ファラデーの電磁誘導の法則：磁束密度 B によって誘導電流 i がコイルに発生する. その結果, 電極 1 と電極 2 の間には起電力が生じる.

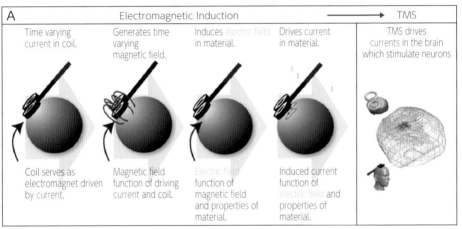

図2 経頭蓋磁気刺激の生物物理学的基礎 (Wagner T, et al. Cortex. 2009; 45: 1025-34[1])

り, その特殊なコイルの形状により, パルス磁場が高度に集束されるようになっており, 標的とした脳部位の大脳皮質を非侵襲的かつダイレクトに微弱な渦電流で刺激することができる.

また, TMS では電源からコンデンサに電荷を蓄え, この蓄積された電気エネルギーをコンデンサから導電性のコイルを通して周期的に放電できる仕組みになっている. その際, 瞬時に電場が変化し, それに連動して一過

JCOPY 498-22938

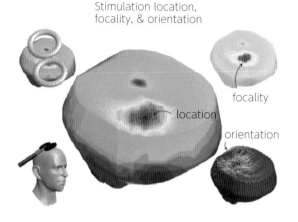

Stimulation location,
focality, & orientation

focality

location

orientation

RELATIVE CURRENT DENSITY MAGNITUDE

0.0　　　　　　　　0.5　　　　　　　　1.0

Stimulation Penetration
Depth

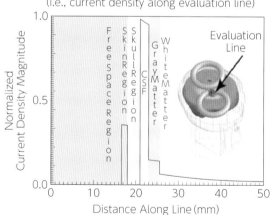

Penetration
(i.e., current density along evaluation line)

図3　経頭蓋磁気刺激による刺激部位・焦点・方向および深達度

(Wagner T, et al. Cortex. 2009; 45: 1025-34[1])

性に磁場が発生し，さらにそこから誘導電流が生じる．その結果，コイル
の直下にある導電性の神経細胞組織に二次的に渦電流を印加することがで
きる．大脳皮質に誘導された電流が十分な強さであれば，刺激部位の神経
細胞組織が脱分極を引き起こす 図2．

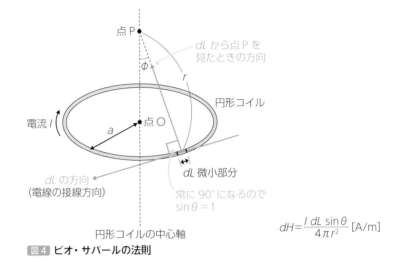

点P

dL から点Pを
見たときの方向

ϕ

r

円形コイル

電流 I

a

点O

dL 微小部分

dL の方向
(電線の接線方向)

常に 90° になるので
$\sin\theta = 1$

円形コイルの中心軸

$$dH = \frac{I\,dL\,\sin\theta}{4\pi r^2}\ [\text{A/m}]$$

図4 ビオ・サバールの法則

　電場による電流は，頭皮や頭蓋骨などの中間組織が有する電気抵抗率による抵抗により電気エネルギーはオームの法則にしたがって減衰するが，磁場を媒体としたエネルギーは中間組織からの抵抗を全く受けずに透過することができる 図3．よって，TMS は磁場をエネルギー伝搬の媒体として用いているため，エネルギー効率の良い刺激装置といえる．しかしながら，磁場の強さは，磁場のソースと刺激対象との距離に応じて（距離の2乗に反比例して）大きく減少する（ビオ・サバールの法則）図4．

　TMS 装置の電気回路には，コンデンサ（蓄電器，キャパシタ），サイリスタ（シリコン制御整流子），コイルなどがあり，コンデンサの充電と放電はサイリスタによって調整されている．サイリスタは，コイルに電流を流すためのゲートとして機能する．また，TMS 装置に不可欠な要素は，磁場の立ち上がり時間の速さと，コイルのピークエネルギーの最大化である．そのため，大容量の蓄電キャパシタと，キャパシタからコイルへの効率的なエネルギー伝達が重要となる（一般的な蓄電容量は約 2000 J で，キャパシタから刺激コイルへの 500 J の伝達は，大電流を短時間で切り替えることができる電気デバイスであるサイリスタを介して 100 マイクロ秒以下で行われる）．大脳皮質の神経細胞を脱分極させるのに十分な大きさの電流を誘導するためには，ピーク放電電流は数千アンペア必要である（約 10 mA/cm^2）図5．

JCOPY 498-22938

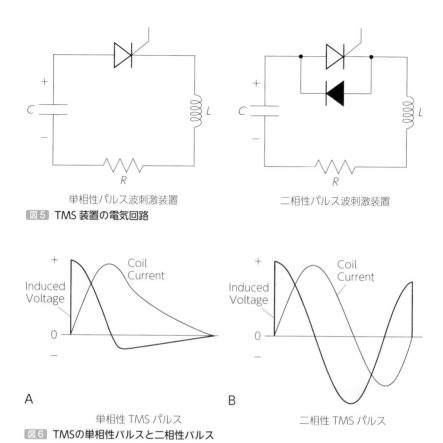

単相性パルス波刺激装置

二相性パルス波刺激装置

図5 TMS 装置の電気回路

A

単相性 TMS パルス

B

二相性 TMS パルス

図6 TMSの単相性パルスと二相性パルス

　さらに，TMS では使用する電気回路の特性によって，発生する電場が単
相性になることもあれば，二相性になることもある．実際，市販の TMS
刺激装置には，単相性パルスと二相性パルスの2種類のパルスがある．二
相性パルスは正弦波で，ゼロから急激に立ち上がり，その後ゆっくりとゼ
ロに戻る刺激波形を示し，一般的に単相性パルスよりも持続時間が短い
図6．

　市販の TMS 刺激装置では，数種類の TMS コイルが製品としてライン
ナップされている．典型的には円形コイルや8の字コイルなどが有名であ
り，その他にもいくつかの種類の TMS コイルが存在する．以下にこれま
でに考案されているコイルの形状（図7左下）とその電場分布シミュレー
ション（図7右下）を示す．

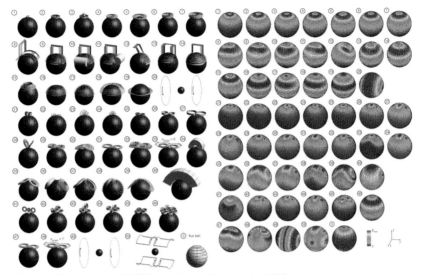

図7 50個のTMSコイル構造によるシミュレーションモデル

(Deng ZD, et al. 2013. Brain Stimul. 2013; 6: 1-13[2])

　8の字コイルは，円形コイルと比べて，より強く収束した磁場を形成することができ，刺激部位に対する空間分解能が高い．一方，円形コイルの場合，より大きく深い電場を形成する傾向があるため，神経解剖学的な刺激ターゲットを正確に同定できない場合には，円形コイルによる刺激の方が良い可能性がある 図8.

　また，鉄芯コイルは強力な磁場を形成することができるため，必要な電力が少なくて済み，付随して発生する発熱も少ないという利点がある．しかし，従来の円形コイルや8の字コイルはパルス数が増えると発熱が大きくなるという欠点がある 図9.

　コイルから発生する熱を逃がすには主に2つの方法がある．1つは，空冷による冷却システムを用いることである．市販のTMS刺激装置の多くは実際に空冷を用いている．空冷の難点は，エアコンプレッサーの音が大きいことである．もう1つは，液冷による冷却システムを採用することである．この方法では，チューブの中に入った液体の冷媒がコイルの周囲を取り囲むことで，銅の配線に溜まった熱を効率的に熱交換し，熱を比較的速やかに放散させることができる．したがって，刺激強度が小さい場合，刺激周波数が低い場合，刺激間隔が広い場合，合計刺激時間が短い場合な

JCOPY 498-22938

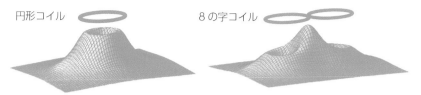

円形コイル　　　　　　　　　　8の字コイル

図8 コイルの形状と誘導電場強度分布の関係

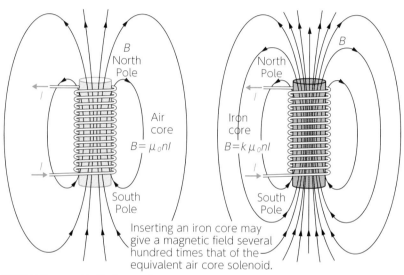

B
North Pole

I

Air core

$B = \mu_0 nI$

South Pole

B

North Pole

I

Iron core

$B = k\mu_0 nI$

I

South Pole

Inserting an iron core may give a magnetic field several hundred times that of the equivalent air core solenoid.

図9 鉄芯コイル（電磁石）と誘導磁場

どには，空冷による冷却システムで特に問題なく，TMS 刺激を実施できるが，そうでない場合には，安全性を維持するための設定温度以上にコイルが発熱してしまうため，TMS 刺激がセッションの途中で止まってしまうという問題が生じうる．また，TMS を治療手段ではなく，神経生理実験のためのプローブとして用いる場合においても，空冷式の場合，エアコンプレッサーの音がノイズになってしまうため，適さない．よって，インテンシブな TMS 刺激や特殊な TMS プロトコルを用いる場合には，安全性や実行可能性の観点から，液冷による冷却システムを用いる必要がある．

　他方，TMS コイルには H コイルと呼ばれる特殊なコイルがあり，同コイルは複数のコイルを独特なデザインで巻いた新しいタイプのコイルで，より深い浸透性を得るために開発された．例えば，従来の 8 の字コイルで

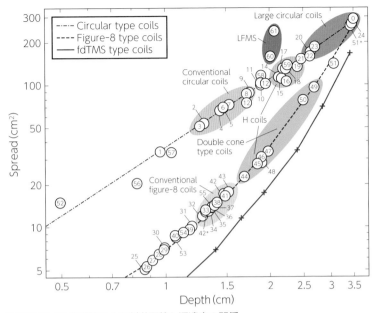

図10 コイルの形状による刺激面積と深達度の関係

(Gomez LJ, et al. 2018. J Neural Eng. 2018; 15: 046033[3])

は，刺激ターゲットが刺激装置から 2 cm 以上離れると磁場強度が 50％低下するが，H コイルでは刺激装置からの距離が 6 cm でも磁場強度が 50％程度保たれるとされる．よって，脳のより深い皮質構造を刺激する際には，H コイルは一定の役割を果たすことができる可能性がある **図10**．

2. TMS の生物物理学

　上述した通り，磁気刺激はファラデーの電磁誘導の法則に基づいている．時間的に変化する磁場に物質が曝されると，電界が誘発され，その電界によって物質内に電流が流れる．TMS の場合，TMS コイルが電磁石の役割を果たし，時間的に変化する変動磁場を発生させる．磁場の分布は，コイルに流れる電流の大きさと時間経過，そして，刺激コイルの形状や物性をはじめとした物理的特性によって決定される．コイルをヒトの頭皮にあて，磁場を特定の脳部位に集中させると，コイル直下にある組織に電場が誘導される．この電場によって組織内に渦電流が流れ，その特性は組織

の導電率と誘電率によって決定される．よって，TMSによる大脳皮質の電流密度は，刺激コイルの形状，刺激波形，およびコイルと組織の相対的な分布によって決定される．TMS刺激中に発生する電磁場分布は，結果として生じる神経効果を理解する上で基本的なものであり，神経細胞の活性化メカニズムを推定するために重要である．さらに，磁場分布はTMS刺激における安全性や物理学的特性に関する定量的な分析にも応用できる．また，TMSの方法論を理解するには，刺激部位に加えて，刺激の深達度と焦点性が鍵となる．TMSでは，その物理学的特性により，電流密度は常に皮質表面で最大となる．TMSの有効性と焦点性を向上させるためには，コイルの設計と材質，放熱技術，遮蔽機構の開発と改良が必要不可欠である．

　TMSの場合，刺激強度は大脳皮質における誘導電場強度の予測値と相関しており，より強い電場がより多くの神経細胞を興奮させると考えられている．しかしながら，実際には，神経細胞に対する誘導電流の向きや刺激波形の時間的変化などの影響もあるため，それらの詳細な要因によってTMS刺激が神経細胞に与える物理学的効果は大きく変わる．さらに，刺激部位における神経細胞集団が構成する神経解剖学的な構造，コイルの配置（位置・角度・傾き）と脳溝や脳回の配置との関係，それらの個人差によってもTMS刺激による生物学的影響は大きく変化する．結果として，これらの物理学的特性と生物学的特性の相互作用によって，TMS刺激における個々人の刺激閾値や神経反応のタイミング，筋電上や脳波上の誘発波形の違い，全体としてのネットワーク効果の差異として表れてくる．現時点では，個々人のレベルでこれらの全てのパラメータを考慮に入れて，TMS刺激の効果を制御することは困難だが，将来的にはマルチモーダル magnetic resonance imaging（MRI）神経画像解析を駆使することによって，より精緻なMRIガイド下ニューロナビゲーションが実装できるようになり，TMS刺激のプレシジョン・メディシンが可能になるかもしれない．さらに，TMS刺激の出力波形の形状や時間的変化を物理的に制御することによって，現在市販されているTMS装置における単相性や二相性以外の波形刺激による生物物理学的効果を最適化することができるかもしれない．それぞれの波形特性に応じて，異なる刺激効果をもたらす可能性（※ホジキン・ハクスレーモデル）がある．

　TMSは脳機能を調べたり変化させたりするのに非常に有効な技術である．しかし，TMSを用いた研究結果を解釈する際には，さまざまな限界を

考慮する必要がある．物理学的な限界としては，TMS の焦点，深達度，および標的制御があげられる．さらに，TMS 刺激による生物物理学的基礎や神経生理学に関しては，まだ多くの不確実性や未知な部分が存在する．しかし，TMS の基礎となる要素技術のさらなる改良と進化によって，TMS の方法論に関する理解がさらに深まり，これらの限界も徐々に克服されていくであろう．そのことによって，本当の意味での次世代 TMS 技術の開発につながるものと考えている．

3. TMS と神経科学

　TMS が脳神経系に与える神経生物学的な詳細なメカニズムは，まだ十分解明されていない．TMS によって誘導される電流は，通常刺激コイルの平面に平行に流れる．そのため，大脳皮質への電気刺激とは異なり，TMS は脳表面に対して水平方向にある神経細胞を優先的に活性化する．しかし，どのような神経細胞が実際に活性化されるかは不明であり，脳領域や被験者によって反応特性が異なる可能性がある．よって，TMS が中枢神経系をはじめとした人体に与える影響を神経科学的に精緻に評価していくことは，TMS を適切に臨床応用して行くうえで必要不可欠である．

　先述の通り，TMS は，ヒトの脳を非侵襲的に刺激することができる神経生理学的手法であり，刺激中および刺激後に神経細胞の活動性や興奮性を変化・修飾させることができる．具体的には，TMS 刺激は，神経細胞に活動電位を引き起こすだけでなく，神経細胞の静止膜電位や閾値，チャネル特性，それに伴う自発的活動の変化をもたらし，それらの相互作用によってシナプスの結合性，神経細胞の情報ゲーティング機構の時間ダイナミクス，神経可塑性・メタ可塑性を変化させることができる．また，TMS は，さまざまな脳マッピング手法〔脳波（electroencephalography: EEG），陽電子放出断層撮影（positron emission tomography: PET），機能的MRI（functional MRI: fMRI）など〕と組み合わせることで，皮質内の興奮と抑制のバランス，皮質と皮質，皮質と皮質下の結合性や相互作用，神経可塑性の程度などを評価することができる．さらに，TMS は，反復経頭蓋磁気刺激（repetitive: rTMS）として用いることで，刺激時間を超える期間，神経細胞の活動を一時的に変化させることができる．rTMS により変化した脳活動と新たに発現した行動や認知機能との間の因果関係を調べ

JCOPY 498-22938

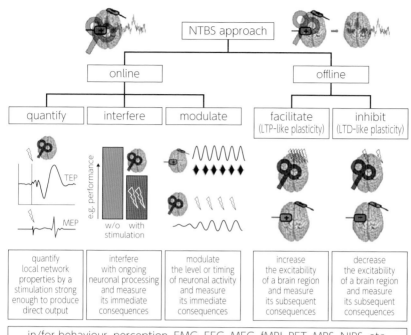

図11 非侵襲的脳刺激アプローチによる脳機能研究法

(Bergmann TO, et al. Neuroimage. 2016; 2140: 4-19[4])

ることでrTMS 介入による治療メカニズムを明らかにすることができる．
このように，TMS は大脳新皮質の生理機能の解明および精神症状や認知
機能障害の病態基盤の解明にとって有用な神経科学的なツールであるだけ
でなく，精神神経疾患に対する新たなニューロモジュレーション治療の手
段にもなりうる 図11．

　TMS をプローブに神経生理学的手法や各種神経画像モダリティを組み
合わせることで，TMS に関連した包括的な生物指標を得ることができ，精
神医学や認知神経科学・神経心理学などの多様な専門分野との連携が可能
になる．TMS との組み合わせが可能な計測モダリティには，EEG，脳磁
図（magnetoencephalography: MEG），MRI〔構造 MRI（structural MRI:
sMRI），安静時 fMRI（resting-state fMRI: rs-fMRI），MR スペクトロス
コピー（magnetic resonance spectroscopy: MRS）〕，単一光子放射断層
撮影（single photon emission computed tomography: SPECT），PET，

近赤外分光法（near-infrared spectroscopy: NIRS）などがある．TMS
刺激と同時にオンライン計測する場合には，EEG, MEG, MRI 計測では，
電磁場による大きなアーチファクトが混入する可能性が高いため，これら
のモダリティを TMS と組み合わせる際には，洗練された技術と細心の注
意が必要である．これらの計測技術を組み合わせることで，認知や運動な
どの行動指標だけでなく，TMS による生物学的な効果を客観的に測定で
きるというメリットがある．

　特に TMS と EEG を組み合わせた TMS-EEG 同時計測では，高い時間
分解能とそれなりの空間分解能をもった EEG データを得ることができ，
大脳皮質の局所的な反応性や皮質全体のネットワークレベルでの機能的結
合性を非侵襲的に直接評価することができる．TMS-EEG 同時計測法は，
健常者から患者まで，年齢・性別・脳状態によらずに適用することができ
るため，基礎研究と臨床研究をつなげるトランスレーショナル研究にとっ
て非常に有用な手段になり得る．具体的には，シングルパルス TMS，ペア
パルス TMS，ペア連合刺激，rTMS などの各種 TMS パラダイムは，大脳
皮質の興奮性，皮質内抑制，皮質の可塑性を *in vivo* で非侵襲的に調べる
ことができる．これらのさまざまな TMS 神経生理検査は，各精神疾患に
おける神経生理機能の特徴を明らかにし，各種治療介入の効果を評価する
上で重要である．

　シングルパルス TMS は，運動反応を起こすための運動閾値（motor
threshold: MT）や運動誘発電位（motor-evoked potential: MEP）の大
きさを個々人のレベルで計測する際に運動皮質に適用される．MT とは，
対象となる効果器の筋肉に MEP を誘発するのに必要な最低の TMS 強度
のことである．MT と MEP は運動皮質の興奮性を評価することができる．
さらに，TMS-EEG 同時計測では，運動野以外の皮質領域の興奮性も調べ
ることができる．TMS-EEG による TMS 誘発脳波（TMS-evoked poten-
tial: TEP）は，シングルパルス TMS で誘発することができ，刺激部位を
中心に皮質内および皮質間における TEP の効果を評価することができる．
さらに，シングルパルス TMS は，行動に関連する神経回路を空間的・時
間的にマッピングすることで，脳と行動の入出力関係を検証することがで
きる．TMS はシナプスを介して作用するため，シナプス接続している他の
皮質領域を間接的に刺激することができ，結果的に行動や認知機能に変化
を与える可能性がある．TMS の場合，現存する技術では，H コイルのよ

JCOPY 498-22938

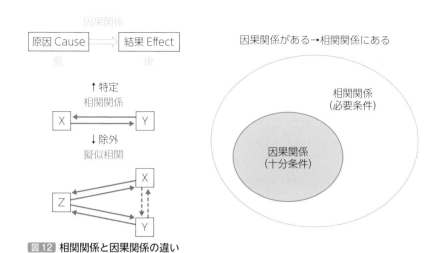

図12 相関関係と因果関係の違い

うな特殊な形状のコイルを使用しない限り，皮質下構造を直接磁場によっ
て刺激することはできない．さらに，Hコイルを使用しても，脳深部構造
を部位選択的に刺激することは現在の技術では困難である．しかしなが
ら，表層の皮質構造をTMS刺激することで，経シナプス的にターゲット
とする皮質下領域を刺激することは可能である．TMSの強みは，他の計測
モダリティによるデータが専ら相関的な二次データを示すのに対して，
TMSは因果関係を持った一次データを示す点である 図12．ただし，TMS
による脳刺激で留意しなければならないのは，特定の脳部位を刺激した際
に，行動・認知面にTMSの効果がみられなかったからといって，同刺激
部位がその特定の行動や認知機能に関与していないということを示すわけ
ではないということである．むしろ，行動・認知面の変化がみられないの
は，TMSの刺激パラメータや薬物の影響の問題，背景にある精神疾患によ
る影響などが関与している可能性が考えられる．

　他方，ペアパルスTMSは，テスト刺激と条件刺激の2種類のTMSパ
ルスを用いて，皮質内の抑制効果と促進効果を評価できるパラダイムであ
り，具体的にはそれぞれ大脳皮質における抑制性の γ-アミノ酪酸
(gamma-aminobutylic acid: GABA) 受容体介在性神経生理機能と興奮
性の N-methyl-D-aspartate acid (NMDA) 型グルタミン酸受容体介在性
神経生理機能を *in vivo* で評価できる．さらに，ペアパルスTMSとEEG
を組み合わせることで，非運動野領域における神経回路の皮質内抑制と促

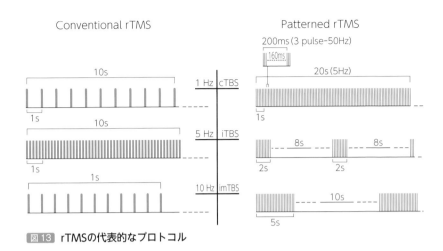

Conventional rTMS

Patterned rTMS

200ms (3 pulse-50Hz)

160ms

10s

1 Hz | cTBS

20s (5Hz)

1s

1s

10s

5 Hz | iTBS

8s

8s

1s

2s

2s

1s

10 Hz | imTBS

10s

5s

図13 rTMSの代表的なプロトコル

進も評価することができる．つまり，同計測系を応用することで，大脳皮質の興奮/抑制バランスを調べることができる．

　特定の周波数でTMSパルスを繰り返し印加することをrTMSと呼ぶ．さまざまな刺激周波数や刺激パターンによるrTMSのトレインは，直接的なシナプス作用や間接的な経シナプス作用によって，対象となる脳領域の活動の持続的な変化を引き起こし，刺激終了後も一定期間のaftereffectや長期的効果をもたらすことができる．このようにrTMSは，大脳皮質の神経可塑性を誘導・調節することができるという特徴がある．他方，シータバースト刺激（theta burst stimulation: TBS）は，特殊なrTMSプロトコルの1つであり，ヒトの脳波に内因性に含まれるシータリズムとガンマ振動とのカップリング現象を模倣した比較的新しいプロトコルである．間欠的TBS（intermittent TBS: iTBS）または連続的TBS（continuous TBS: cTBS）プロトコルは，刺激部位における皮質活動をTMSの刺激時間を超えて持続的に変化させることができる．それらの時間変化パターンは基礎研究で観察されるLTPやLTDでみられるものと一致している．さらに，iTBSとcTBSはGABA作動性神経機能を調節することによって，それぞれ，大脳皮質を興奮性，抑制性に変化させることができる**図13**．

　大脳皮質の興奮/抑制バランスと神経可塑性の変化は，遺伝子と環境の相互作用の最終的な結果である，という神経科学的な概念に基づけば，これらの生物学的指標の変化を測定することで，脳がどのようにして病的な

JCOPY 498-22938

状態を引き起こし，それを補うことができるのかについて多くの洞察を得ることができるであろう．したがって，さまざまな精神疾患に特徴的な中間表現型を TMS で計測し同定していくことで，各疾患にとって有用なバイオマーカーを構築できる可能性がある．特に精神疾患では，ワーキングメモリや抽象化能力に関与する前頭前野の神経回路における神経可塑性を評価することは非常に重要である．このように，TMS 技術を用いて，精神疾患の診断補助になるバイオマーカーや診断予測因子，あるいは治療反応の予測因子を同定していくことは，今後の精神疾患の生物学的なトランスレーショナル研究の発展や新たな客観的な診断方法の確立，そして，最終的には，神経可塑性に基づいた新しい治療法の開発にもつながる非常に有望な戦略であると考えられる．

参考文献

1) Wagner T, Rushmore J, Eden U, et al. Biophysical foundations underlying TMS: setting the stage for an effective use of neurostimulation in the cognitive neurosciences. Cortex. 2009; 45: 1025-34.
2) Deng ZD, Lisanby SH, Peterchev AV. Electric field depth-focality tradeoff in transcranial magnetic stimulation: simulation comparison of 50 coil designs. Brain Stimul. 2013; 6: 1-13.
3) Gomez LJ, Goetz SM, Peterchev AV. Design of transcranial magnetic stimulation coils with optimal trade-off between depth, focality, and energy. J Neural Eng. 2018; 15: 046033.
4) Bergmann TO, Karabanov A, Hartwigsen G, et al. Combining non-invasive transcranial brain stimulation with neuroimaging and electrophysiology: Current approaches and future perspectives. Neuroimage. 2016; 2140: 4-19.

第 1 章　経頭蓋磁気刺激法（transcranial magnetic stimulation: TMS）とは

第 2 章

TMS の歴史

Point
①ヒトに対する電気刺激の医学的応用は古代ローマ時代にまで遡る.
②磁気刺激の原理は，1831 年にファラデーにより発見された電磁誘導の法則に基づく.
③TMS 装置は 1985 年にバーカーらによって開発された.
④うつ病に対する rTMS の臨床研究は 1990 年代からなされるようになり，2008 年に米国 FDA は NeuroStar TMS 治療装置の臨床使用を正式に承認した.

1. TMS のアーキタイプ

　　ヒトへの電気刺激に関する最初の報告は，医学史ではローマ帝国時代にまで遡る. 特に痛みなどに対して電気刺激を行うことで神経の働きを変えることができるのではないかという発想は約 2,000 年前からあった. 具体的には，西暦 46 年，ティベリウス皇帝の医師であったスクリボニウス・ラルグスが電気魚を医療に用いていたという記録がある. 当時は生きた黒シビレエイを痛風患者の痛みのある部分に当てると慢性的な痛みを緩和することができるのではないかと考えられていた 図1 . 紀元 2 世紀に活躍したガレノスもスクリボニウスが行っていた電気治療を踏襲していた. その後，電気刺激が治療に役立つという考え方は，暗黒中世時代を経てルネッサンス期に再び注目されるようになった.

　　1744 年には，ドイツの医学教授クルーガーが麻痺の治療に電気刺激を行うことを提案し，学生のクラッツェンシュタインがその有効性について

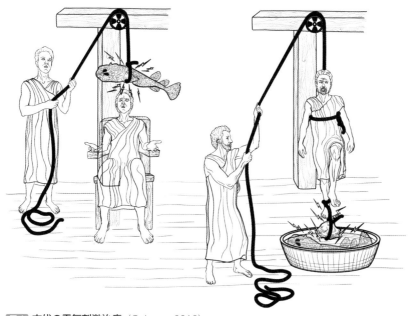

図1 古代の電気刺激治療 （Golovac, 2010）

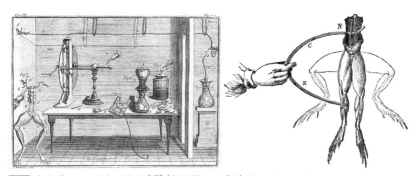

図2 カルヴァーニのカエルの実験（カルヴァニズム） （Wells, 1859）

　報告した．1771年には，イタリアのボローニャ大学解剖学教授のルイジ・ガルヴァーニが死んだカエルの脚に電気火花を当てると筋肉が痙攣することを発見し，これが生体電気研究の端緒となり，今日の電気生理学の発展の先駆けとなった図2．その後，アレッサンドロ・ボルタが，上記の「ガ

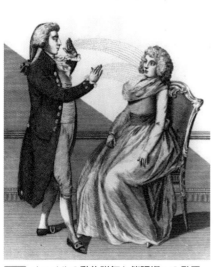

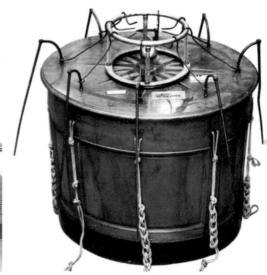

図3 メスメルの動物磁気と催眠術への発展　図4 メスメルのバケット
(Sibly, 1794)

ルバニック」効果は，動物との接触による動物電気（生気論）によるものではなく，2つの異なる金属（メス）をカエルの脚に接触させたことにより電流が流れるという物理現象であることを実証し，ボルタ電池の発明につながった．

　同時代にアントン・メスメルが動物磁気説を提唱し，「動物磁気」（メスメリズム）の概念が知られるようになった図3 図4．この概念は1530年にパラケルススが最初に記述していたが，メスメルが1779年に著した『動物磁気に関する命題』などの著作を通じて知られるようになった．しかし，メスメルの概念は，天体に対する人体の反応や環境との相互作用を物理的な磁石の特性になぞらえて表現したものであり，磁気特性そのものを扱っていなかった．メスメルの思想はヨーロッパの一部の国で大流行したが，当時の科学委員会を通じて広く反証され，次第に信用を失った．メスメルの学説は，結果的に磁気力ではなく，想像力が物理的な効果を及ぼす可能性があるのではないかと捉えられ，彼の仕事は後の催眠分野の発展に寄与した．

　しかしながら，動物磁気説はエビデンスのないまま20世紀初頭まで，「磁気療法」という文脈で広く流布していた．これは，電気的あるいは磁気

JCOPY 498-22938

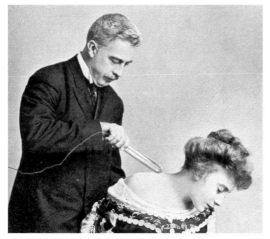

図5 20世紀初頭の高周波電気治療

的な刺激が，身体への「栄養素」になり得るという非科学的な発想に基づいてなされていた 図5.

2. TMS のプロトタイプ

　TMS の現代的な概念は，1800 年代初頭まで磁場の特性や電流との関係についての知識がなかったため，それ以前は考えられていなかった．1831年にマイケル・ファラデーが世界で初めて電磁誘導の原理を説明した．この原理は，一次電流のオン・オフや一次電流の二次電流への移動など一次回路との関係を変化させると二次回路に電流が誘導されるというものである．ファラデーはこの効果が回路の変化によって生じる磁束を媒介とし，磁束の変化が電界を誘発すると説明した．この電界の線積分が起電力と呼ばれ，この力が誘導電流の原因となる．この効果の大きさは定量化して数学的に記述することができる．重要なことは起電力の大きさは磁束の変化率に比例するということである 図6 図7.

　19 世紀後半，アメリカのニコラ・テスラは，高周波電流が人体に与える生理学的効果を調べるために，平板状，円錐状，らせん状のさまざまなコイルを製作し，各種実験を行っていた．1891 年にテスラは，「テスラコイル」と「振動変圧器」を発明し，これは低電流で高周波・高電圧を発生さ

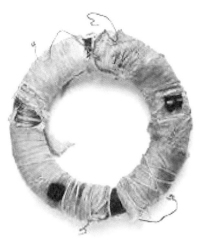

図6 ファラデーの電磁誘導リング

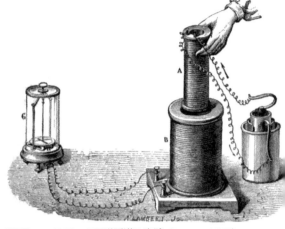

図7 ファラデーの電磁誘導の実験 (Poyser, 1892)

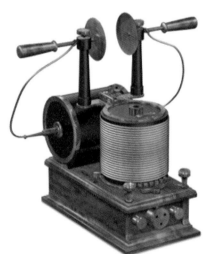

図8 テスラコイル（高周波変圧器）

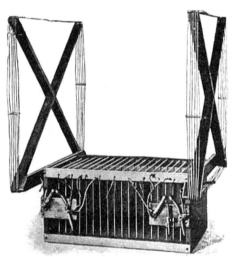

図9 振動変圧器（スパーク励起共振型変圧器）

せることができる共振変圧器であった 図8 図9.

　テスラは自分自身の身体を使って実験し，高電圧を毎日かけることでうつ病が治ると主張していた 図10. また，彼は高周波電流が身体を温める効果があることをいち早く発見し，ジアテルミーの基礎を築いた．1890年代初頭の大々的なデモンストレーションでは，何十万ボルトもの電圧を自

JCOPY 498-22938

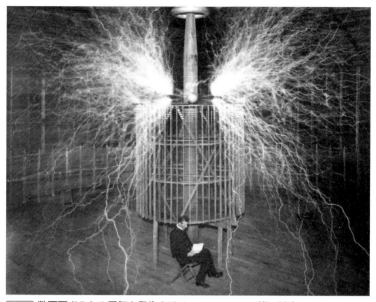

図10 数百万ボルトの電気を発生させるテスラコイルの横で読書をする
ニコラ・テスラ

分の体に流し，電気を「偉大な医者」と呼んでいた．実際，テスラは1891
年と1898年に高周波電流の医学的利用に関する先駆的な論文を書いた．
この頃，高周波電流を実験的に人体に当てていた研究者は他にも数人お
り，テスラコイルの共同発明者であるエリフ・トムソンもその一人であっ
た．そのため，医学界では，テスラコイルは「テスラ–トムソン装置」と呼
ばれるようになった．このコイルは後にジアテルミーの基礎となったもの
である **図11** ．

　実際，1890年代に入ると，この高電圧・高周波電流を人体に応用する
実験が医師の間で行われるようになった．当時の医療界は倫理観が緩く，
医師が患者に対して実験することが慣習的に許されていた．1889年，フ
ランスの医師で生物物理学の先駆者であったジャック・アルセーヌ・ダル
ソンバールは，高周波電流を人体に流す実験を初めて行い，高周波電気治
療法の分野を確立した **図12** ．彼は，10 kHz以上の電流では筋肉の収縮や
神経の活性化が起こらず，電気ショックの感覚が生じない，すなわち感電
しないというテスラと同じ発見をした．1893年，フランスの医師ポール・
マリー・ウーダンは，ダルソンバールの回路に「共振器」のコイルを加え

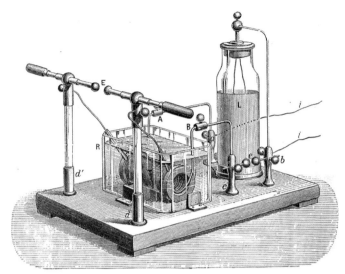

図11 テスラ回路装置

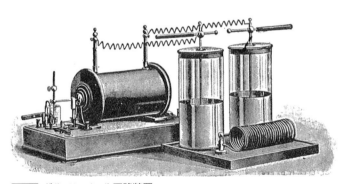

図12 ダルソンバール回路装置

て，テスラのコイルによく似た高電圧の「ウーダン・コイル」を作り，ヨーロッパでは患者の治療に広く使われた．このように，テスラ，ダルソンバール，ウーダンの3人のパイオニアにより3種類の高周波電気治療装置が開発され，それぞれ欧米で発展していった．

　この時代，人々は電気という新しい技術に魅了され，電気には奇跡的な治癒力や活力を与える力があると信じていた．電気治療では，コイルの高電圧端子に取り付けられた先の尖った電極を患者に近づけ，そこから出る発光性のブラシ放電（「エフルーブ」と呼ばれる）を体の一部に当てること

JCOPY 498-22938

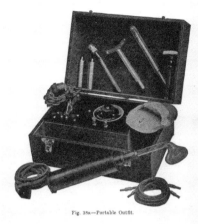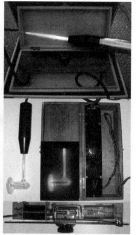

Fig. 38a—Portable Outfit.

図13 バイオレットレイ・ワンド

で，さまざまな病状を治療していた．真空管のガラス壁と皮膚の表面がコンデンサとなり，患者に流れる電流を制限して不快感を与えないようにしていた．この真空電極は，後にテスラコイルと組み合わせて「バイオレットレイ・ワンド」として製造され，家庭用健康機器として市販されるようになった 図13 ．電気治療の人気は第一次世界大戦後にピークに達したが，1920年代に入ると当局が不正な医療行為を取り締まるようになり，電気治療はほとんど行われなくなった．

　しかし，1907年にドイツの医師カール・ナーゲルシュミットが開発した高周波電流を流して身体の組織を温めるジアテルミーはこの分野で生き残った．1920年代には長波（0.5～2 MHz）のテスラコイル・スパーク式ジアテルミー装置が使われ，電極で身体に電流を流していた．1930年代になると，火傷の心配が少ない短波（10～100 MHz）の真空管式ジアテルミー装置に取って代わられた 図14 ．

　一方，ダルソンバールは，現代の TMS 技術に相当するアイデアを最初に開発した人物でもある．彼は大型の磁気コイルを用いて，110V，42 Hz の電流を頭部に流し，その効果を報告した．ダルソンバールは，独自に開発したコイルを使って，血管の拡張，めまい，失神，閃光感覚などの多くの生理的反応が生じたと述べている 図15 ．閃光感覚（phosphene）は，現在では視覚野に対する TMS で生じるものを指すが，当時の技術水準か

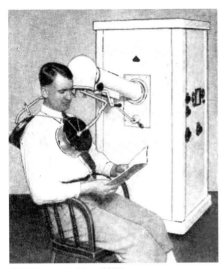
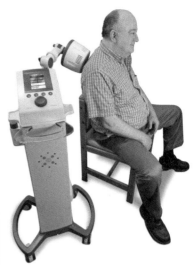

図14 ジアテルミー装置

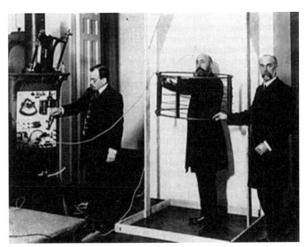

図15 ダンソンバールによる大型磁気コイルを用いた実験

らすると，ダルソンバールの実験では，網膜を直接刺激した結果，眼内閃光を引き起こしていた可能性が高い．ダルソンバールによる報告はフランス語で発表されたため，英語・ドイツ語圏ではあまり読まれず，当時はそれほど知られなかった．

　1902年にオーストリアのベルソルド・ベアが同様の報告を独自に行っ

JCOPY 498-22938

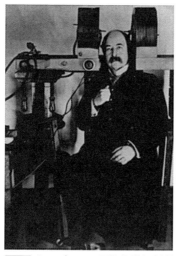

図16 トンプソンの原始的磁気刺激装置による網膜刺激実験

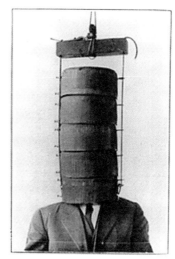

図17 マグヌソンとスティーブンスの楕円形コイルによる視覚野刺激実験

ており，うつ病などの神経症を対象とした治療装置について，エイドリアン・ポラセックと共にウィーンで特許を取得していた．しかし，この装置が広く使われることはなく，当時の技術では治療効果を発揮するほど十分な磁場を誘導することができなかった．このベアの報告に触発されて，他にも研究者が現れた．シルバナス・トンプソンは32回転の大きなコイルを作り，その中に被験者の頭を入れたところ，視覚と味覚の感覚が誘発された 図16．ナイト・ダンラップは，これらの磁場発生装置で誘発された感覚の報告の信憑性を検証するために，コントロール条件と比較する実験を行った．その結果，視覚的な誘発感覚は，交流電流に関連していたが，その他の感覚は確認できなかった．マグヌソンとスティーブンスは，2つの楕円形のコイルを作り，同コイルによって明滅や発光する水平方向のバーなどの視覚的感覚を誘発した 図17．しかし，その後の数十年間この分野の研究はほとんど発表されなかった．1946年にウォルシュ，そして1947年にバーローらが，小さなコイルを用いて後頭部ではなくこめかみを刺激することで視覚的な感覚を得ることを説明した．それらの実験では，視覚感覚の誘発は網膜刺激でもなされると結論付けられた．

他方，1938年にはイタリアの神経学者のウーゴ・ツェルレッティチと

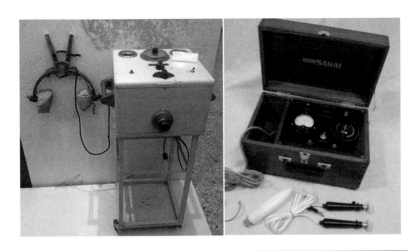

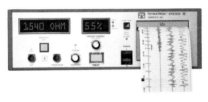

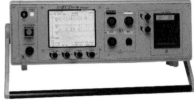

電気けいれん療法刺激装置

精神科医のルシオ・ビニが共同で電気けいれん療法（electroconvulsive therapy: ECT）を開発した ．現在に至るまでECTは重症の精神疾患あるいは緊急性の高い精神症状に対する治療法として広く用いられているが，1950年代から60年代にかけて同治療法が不当に乱用されるようになり，1960年代後半からの反精神医学の潮流と相俟って，医学的・倫理的観点から，同治療に関して1970年代以降の反発につながった．しかしながら，2000年代以降は，ECT治療機の改良や治療法の改善によって，安全性や即効性が見直されたことにより，精神科治療において，現在は再び重要な位置を占めるようになっている．

　また，1950年代になると，大脳皮質を直接電気的に刺激する方法が開発されたが，日常的に使用するには痛みが非常に強かった．特に1980年にはマートンとモートンが経頭蓋電気刺激 (transcranial electrical stimulation: TES) を用いて運動野を刺激することに成功したが，痛みを伴う顎の収縮という新たな問題が生じ，結果的になかなか普及しなかった．電

気刺激は，実験的な電気生理学の分野で一部使用されているが，現在は
TMSによる電気生理実験にほぼ取って代わられている．

3. TMS の現代史

　現代の TMS の歴史は，マイケル・ファラデーの 1831 年の電磁誘導の
発見から振り返ると，まだ比較的日が浅い．後に TMS 装置を開発したイ
ギリスのアンソニー・バーカーは，1970 年代はヒトの末梢神経を刺激す
るための短パルス磁場を生成する研究を行っていた．その後，バーカーら
は 1985 年にシェフィールドで大脳皮質に活動電位を引き起こすことがで
きる最初の TMS 装置を開発し，その成果を発表した．同刺激装置は大脳
皮質から末梢までの神経活動を精密に検査できるという特徴から，当初は
特に神経学者や神経生理学者から強い注目を集めた．その後，TMS 装置は
治療にも研究応用されるようになり，最初のケースシリーズでは，TMS が
健常者の気分を変えることができたという報告であった．同報告では，健
常被験者の左背外側前頭前皮質（dorsolateral prefrontal cortex:
DLPFC）に rTMS を適用すると，自己申告の悲しみが軽度増加する可能
性が示された．しかし，健常者を対象に実施した複数の TMS 研究では，
それらの気分効果にあまり一貫性がなく，研究により TMS の刺激パラ
メータも異なっていたため比較検証が困難であった．その後の研究では，
健常被験者に対する rTMS が気分の変化を確実にもたらすという確たる証
拠は得られていない．同時期にうつ病患者を対象とした臨床研究もなさ
れ，最初の報告では頭頂部の頂点に対する TMS が行われたが，明確な効
果は確認できなかった．

　1994 年，うつ病に対する rTMS の治療ターゲットとして，DLPFC がよ
り効果的ではないかとマーク・ジョージらから提案された．この考えは，
うつ病患者に対する ECT に対する治療反応と DLPFC の機能変化との間
に関連性があるという研究上の知見やうつ病患者における DLPFC の機能
異常を示唆する画像研究による報告に基づいていた．その後，1995 年に
マーク・ジョージらは，6 人の薬物治療抵抗性のうつ病患者に対して，左
DLPFC に 20 Hz の rTMS を 5 日間実施するパイロット試験を行い，同プ
ロトコルが抗うつ効果を発揮する可能性を示した．続いて，1997 年には
同グループが 12 人のうつ病患者に対して，同刺激パラメータを用いて，2

週間のアクティブ介入と 2 週間のシャムコントロール刺激を二重盲検クロスオーバーデザインで実施し，その有用性を示した．同時期の 1996 年にはパスカル・レオネらは，17 人の薬物治療抵抗性うつ病患者に対して，10 Hz の rTMS を 5 日間連続して実施する多重クロスオーバー無作為化プラセボ対照試験を実施し，対照群としてプラセボシャム rTMS や異なる皮質領域への刺激を用いた．その結果，全体として有意な抗うつ効果を示し，明らかな有害事象を示す患者は 1 例もみられなかった．これらのマーク・ジョージとパスカル・レオネらの研究結果は，治療抵抗性うつ病患者の左 DLPFC に対する高頻度 rTMS が抗うつ効果を示す可能性があることを世界中の研究者に知らしめる大きなきっかけとなった．それ以降の研究では，より有効な治療パラメータを求めて，治療セッション数や 1 セッションあたりの刺激パルス数について，安全性や忍容性を確認した上で，適用される刺激量が徐々に拡大されていった．しかし，1990 年代半ばから 2000 年代半ばにかけての初期の rTMS 研究で用いられた治療プロトコルは，上記パラメータが少し増強された程度で，その他の基本的な部分はそれほど大きく進化しなかった．

　一方，エフード・クラインらは，1998 年に 14 人のうつ病患者と 10 人の統合失調症患者の右 DLPFC に対して，計 10 回の低頻度 rTMS を予備的なオープンラベル試験として実施し，同プロトコルは両疾患に対して臨床症状の改善をもたらしうると報告した．その後，1999 年には，クラインらは，さらにうつ病患者の右 DLPFC に対する低頻度 rTMS の有効性を検証するために，70 人のうつ病患者に対して，2 週間の間に 10 セッションの rTMS を行う無作為化二重盲検プラセボ対照試験を実施した．その結果，アクティブ rTMS 群では，プラセボシャム刺激群と比べ，有意にうつ症状を改善させることが示された．このように 1990 年代後半には，うつ病患者における右 DLPFC に対する低頻度 rTMS の有効性も知られるようになり，その後，標準的な左 DLPFC に対する高頻度 rTMS と同等の効果があることも証明された．

　2007 年には，ジョン・オリアドンらが，企業治験として，301 人の薬物治療抵抗性うつ病患者を対象に急性期治療として左 DLPFC に対する高頻度 10 Hz-rTMS を多施設共同・無作為化二重盲検プラセボ対照試験で実施し，その有効性と安全性を検証した．同試験では，刺激強度を安静運動閾値の 120％とし，1 セッションあたり 3,000 パルス刺激とし，同介入を

JCOPY 498-22938

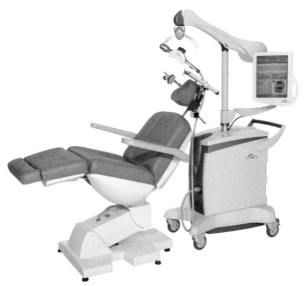

図19　NeuroStar® TMS 治療装置

4～6週間かけて20回～30回実施した．アクティブ rTMS に155人，プラセボシャム rTMS に146人が無作為に割り付けられた．主要評価項目は Montgomery Asberg うつ病評価尺度 (Montgomery-Åsberg Depression Rating Scale: MADRS) スコアにおける4週目時点におけるベースラインからの変化であり，アクティブ rTMS はプラセボシャム rTMS と比べ，うつ症状を有意に改善させることが示された．副次評価項目のハミルトンうつ病評価尺度（Hamilton Depression Rating Scale: HAM-D）スコアにおいても4週目と6週目の時点でアクティブ rTMS の方がプラセボシャム rTMS よりもうつ症状を有意に改善させることが示された．反応率は4週目と6週目の時点でアクティブ rTMS の方がプラセボシャム rTMS よりも有意に高かった．寛解率に関しては，6週目の時点でアクティブ rTMS の方がプラセボシャム rTMS よりも有意に高い傾向にあった．アクティブ rTMS における忍容性も高く，有害事象による脱落率は全体で 4.5％と低かった．有害事象はおおむね軽度であり，一過性の頭皮痛や刺激部位に限られていた．

　　上記試験の結果を受けて2008年10月にアメリカ食品医薬品局（Food and Drug Administration: FDA）が米国製の rTMS 治療装置 図19 を承

認した．これを皮切りにrTMSのさらなる臨床応用および適応拡大を目指したさまざまな大規模臨床試験が世界中で加速度的に実施されるようになり，2021年現在，複数のrTMS治療装置がFDAに承認され，対象疾患もうつ病以外のさまざまな精神疾患に適応拡大されてきている．本邦では，2017年9月に厚生労働省が同rTMS治療機器を医療機器として薬事承認し，2019年6月には同rTMS治療機器に限り，治療抵抗性うつ病に対する治療法として保険適用となっている．

参考文献

1) Horvath JC, Perez JM, Forrow L, et al. Transcranial magnetic stimulation: a historical evaluation and future prognosis of therapeutically relevant ethical concerns. J Med Ethics. 2011; 37: 137-43.

第 3 章

抗うつ治療としての rTMS

> Point
>
> ①うつ病の病態基盤は異質性が高く，その病態生理はまだ十分解明されていない．
>
> ②現在，うつ病の病態に神経解剖学的部位として，DLPFC，ACC，mPFC，扁桃体などが関与しており，物質レベルでは GABA やグルタミン酸が関わっていることが知られている．
>
> ③うつ病に対する TMS 療法の治療メカニズムには，シナプス可塑性に関わる BDNF をはじめとした分子群，興奮/抑制バランスに関わる GABA 機能，それらの総体としての神経可塑性が関与している．
>
> ④今後は，うつ病に対する TMS 療法の治療反応予測因子の同定やそのためのアルゴリズム開発に向けたリアルワールドリサーチおよびデータベース・レジストリ研究の推進が重要になってくる．

1. うつ病について

　大うつ病性障害は包括的な概念によって捉えられる症状群であるため，その背景にある病態基盤の異質性は非常に高く，その診断には依然として困難を伴う．ハミルトンうつ病尺度（HAM-D）や Montgomery Asberg うつ病評価尺度（MADRS）によるうつ病重症度スコアは臨床上参考にはなるが，現在用いられている反応や寛解の定義は恣意的であり，これらの尺度がうつ病の臨床的重症度の実態をどこまで反映し，捉えることができるのかといった点にはまだ議論の余地がある．また，治療抵抗性うつ病に関して，抗うつ薬治療の十分量・十分期間に関する定義や何種類の抗うつ薬治療を試す必要があるのかなどについての一般的なコンセンサスがまだ

十分形成されていない．さらに，大うつ病性障害にしばしば併存する不安障害，心的外傷後ストレス障害（post-traumatic stress disorder: PTSD），強迫性障害，発達障害などの精神疾患を，臨床研究や通常診療において，どのように扱うべきかといった問題に関しても明確に決まっていない．他方，臨床疫学的に女性の方が男性よりもうつ病の罹患率が高いことの背景にある生物学的要因もまだ十分解明されていない．また，うつ病が循環器疾患や糖代謝疾患をはじめとしたさまざまな身体疾患の併発リスクを高めるといった生物学的背景や機序についてもまだ不明な点が多い．このようにうつ病には診断の問題だけでなく併存疾患の問題もあり，これらが状況をさらに複雑にしている．

　また，残念なことに，うつ病に対して単剤の抗うつ薬治療を十分行っても寛解に至るのは現実的にはごく一部である．多く見積もっても3割もいないのではないかと思われる．したがって，現在うつ病に対して標準的とされる治療法は，大部分の患者にとって最適ではないと言わざるを得ない．治療抵抗性うつ病に対してしばしば行う増強療法も，一部の患者には有効であるが，非定型抗精神病薬のような副作用を伴うものもある．このように現行のうつ病治療にも大きな限界がある．抗うつ薬の治療メカニズムに関して，理論上はモノアミン仮説に基づいて説明されているが，実際のところ厳密な作用機序は不明な点も多く，抗うつ薬の種類によってもその作用機序はそれぞれ異なる．想定されている機序としては，モノアミン回路への作用，シナプス可塑性・生成，セカンドメッセンジャーの上昇，遺伝子発現の変化などが含まれている．その他，薬物による増強療法，電気けいれん療法や迷走神経刺激，エビデンスのある心理療法に関する作用機序も詳細には分かっていない．すなわち，医学全般において往々にしてあることではあるが，うつ病治療に関しても，理由はよく分からないが一定の治療効果はあるので，実臨床に応用されているといった状況がある．

　現在，うつ病の病態生理に関する理解はまだ不十分であり，うつ病の根本的な病因は解明されていないが，近年うつ病のゲノミクス，エピジェネティクス，炎症，環境因子などに関する研究は大きな発展をみせているのも事実である．よって，うつ病を発症する生物学的機序は複数あると考えられるが，うつ病の発症に関わる最終的な経路は共通している可能性があり，その病態生理が収束する部分での「出口」戦略が意外と重要になってくるかもしれない．ただし，現時点においてはうつ病のリスクのある個人

JCOPY 498-22938

を予め同定し，個々の患者にとって最適かつ安全な抗うつ治療を選択し提供する段階にはまだまだ至っていないため，うつ病臨床におけるアンメット・メディカル・ニーズを真の意味で解決するためのプレシジョン・メディシンおよび個別化医療はまさにこれからの課題である．

2. うつ病の病態生理

　うつ病は，再発を繰り返すことで，ストレス耐性の基盤となる神経保護メカニズムが低下すると考えられており，うつ病の慢性化や治療抵抗性を示していくことが多い．また，うつ病の神経画像研究からは，前頭前野の機能低下による認知制御の低下と皮質下の大脳辺縁系の過活動状態による情動の不安定化が示唆されている．これまでの神経画像研究のメタアナリシスからは，うつ病には2つの神経回路が関与していることが明らかにされている．1つは背外側前頭前野（dorsolateral prefrontal cortex: DLPFC）と背側前帯状皮質（dorsal anterior cingulate cortex: dACC）を含む神経回路である．これらの領域は注意力や認知制御に関係する領域で，安静時には活動が低下し，治療が成功すると正常に戻るという特徴がある．2つ目は，内側前頭前野（medial PFC: mPFC）と扁桃体などの腹側皮質下領域を中心とした領域で，うつ病エピソードでは感情的な刺激に対して過敏に反応し，治療成功後には正常に戻る．扁桃体は人が感情的に困難な出来事に直面したときに活性化され，腹側ACCと神経解剖学的に密接な繋がりがある．ACCは腹側部分と背側部分からの信号を統合しているため，皮質下の情動処理と前頭前野の認知制御との間のハブ（結節点）となっている．dACCはDLPFCに信号を送り，認知制御を強化する働きがある．また，DLPFCは，前帯状皮質膝下部（subgenual ACC: sgACC）などを介して，過活動状態になっている扁桃体の働きを抑制し，不安定化した感情を制御することが示されている．さらに，神経画像研究では，治療抵抗性うつ病患者では，前帯状皮質膝前部（pregenual ACC: pgACC）から膝下部（sgACC）にかけて代謝亢進を示すことが分かっている．したがって，マクロな視点でみた場合，DLPFCに対するTMS療法はACCや扁桃体を含む上記の神経回路に間接的に影響を与え，抗うつ効果をもたらす可能性がある．ただし，うつ病におけるTMS療法の抗うつ作用のメカニズムは，神経系の分子レベルから認知・情動の相互作用まで幅広く多岐

に亘るものと考えられている.

うつ病の病態生理には,中枢神経系の主要な抑制性神経伝達物質である GABA が関与していることが知られており,実際 MRS 研究では,成人および思春期の重症うつ病患者の大脳辺縁系における GABA 濃度が,健常者と比べ有意に低いことが示されている.また,思春期における失快楽症(アンヘドニア)の重症度が,sgACC における GABA 濃度の低下と関連していることも示されている.さらに,うつ病患者の死後脳では,GABA を合成するグルタミン酸脱炭酸酵素の値が低く,GABA 作動性介在ニューロンの数も少ないことが知られている.また,GABA(A)受容体および GABA(B)受容体機能を反映した皮質抑制機能を調べるために,TMS のシングルパルスおよびペアパルスを用いた TMS 神経生理実験では,うつ病の重症度と GABA 受容体介在型抑制性神経生理機能との間に有意な相関があることが示されている.学習性無力感による動物モデルにおいても,その神経基盤に GABA が関与していることが示唆されており,神経機能における興奮/抑制バランスの不均衡がうつ病の病態に関与している可能性が指摘されている.

3. うつ病に対する TMS 療法の治療メカニズム

うつ病の古典的な病態生理学的メカニズムの一つに視床下部-下垂体-副腎系(hypothalamic-pituitary-adrenal(HPA)axis)の活動亢進が指摘されており,実際,うつ病モデル動物を用いた前臨床研究およびうつ病患者に対する臨床研究の両方で HPA 系の活動が亢進していることが報告されている.しかし,特に臨床研究では,概日リズムの変化など,ホルモンレベルに影響を与える多くの干渉因子があるため,意外と一貫した結果は得られていない.うつ病モデルラットを用いた前臨床研究では,高頻度 rTMS にて末梢血中の副腎皮質刺激ホルモンおよびコルチゾールのレベルが低下したが,rTMS が HPA 系の活性を低下させることで抗うつ効果を発揮することを示した前臨床研究や臨床研究は数が少なく,さらなる実証研究が必要である.最近では,プロテオミクスやメタボロミクスの手法を用いて,TMS 療法の抗うつ作用のメカニズムを探り,関連するメカニズムをさらに解明するための手がかりとなる生体分子やバイオマーカー候補をスクリーニングする研究も徐々に進められている.

JCOPY 498-22938

神経生理学的観点からは，rTMS の効果は，主に使用される刺激周波数と強度の組み合わせによって決定される．rTMS によって刺激されたニューロン集団周囲のイオンバランスが変化することにより，ニューロンの興奮性が変化し，長期増強（long-term potentiation: LTP）と長期抑圧（long-term depression: LTD）が引き起こされ，結果的に rTMS の長期的な治療効果がもたらされると考えられている．LTP と LTD は，シナプス強度の長期的変化を支える重要なメカニズムである．LTP はシナプス強度を高め，数日，数週間，数カ月にわたって持続し，LTD はシナプス強度を長期的に低下させる．TMS による神経可塑性の分子メカニズムには，シナプス後膜に存在する NMDA 受容体が関与していると考えられる．NMDA 受容体にはカチオンチャネルがあり，静止状態ではマグネシウムイオンによって遮断されているが，神経細胞の脱分極によってこのチャネルの遮断が解除され，シナプス後細胞にカルシウムイオンが流入し，最終的に LTP が誘導される．LTP 現象には，早期 LTP と後期 LTP の 2 種類がある．早期 LTP はメディエーターやイオンの活動が再配分されることでシナプスの強度が変化し，30～60 分程度持続する．一方，後期 LTP は遺伝子発現やタンパク質合成の変化を伴い，数時間から数週間続くこともある．NMDA 受容体の活性化は LTD にも関与しているが，その方法は異なっている．LTD の場合，シナプス後細胞にカルシウムイオンが少量かつゆっくりと流入することで LTD が誘導される．例えば，長時間の低周波 TMS は，刺激部位に一定期間の LTD 様現象を引き起こすが，これは動物実験で観察される LTD 研究の結果と類似している．他方，一次運動野（primary motor cortec: M1）への高頻度刺激は皮質活動を増加させる．TMS 療法と薬物療法の併用も興味深い結果をもたらしている．例えば，非競合性 NMDA 受容体拮抗薬であるメマンチンを少量投与すると，LTP 誘導が阻害される可能性がある．したがって，神経科学をベースとした TMS 研究者たちは，遺伝子発現や神経伝達物質の産生の変化を含む rTMS の分子レベルでの作用機序を説明する際にこの神経可塑性仮説を援用する傾向がある．しかしながら，rTMS の神経生物学的メカニズムに関して，神経可塑性仮説は有力な仮説ではあるが，それ以外の要素も数多く関与しており，今後も基礎から臨床を架橋するトランスレーショナル研究のさらなる進展が期待される．

　TMS 療法を実施する際に考慮すべき重要な点は，TMS 療法に反応する

患者と反応しない患者の層別化である。先行研究では，セロトニン 1A（5-HT1A）受容体や脳由来神経栄養因子（Brain-derived neurotrophic factor: BDNF）をコードする遺伝子内の多型が，うつ病患者における TMS 療法に対する治療反応に影響を与えることが分かっている。5-HT1A 受容体の遺伝子多型研究では，C/C 患者は C/G および G/G 患者よりも TMS 療法に対する感受性が高いことが明らかにされている。遺伝子多型と TMS 療法の治療効果の関係を示すもう一つの明確な例として，BDNF 遺伝子多型の Val66Met 対立遺伝子と Val66Val 対立遺伝子の違いによる影響がある。さらに，てんかん患者を対象とした TMS 研究では，GABA（A）受容体遺伝子の変異が TMS 神経生理検査における皮質反応性の違いに影響を及ぼすことが示されている。また，数多くの先行研究から TMS がさまざまな遺伝子の発現を誘導し，多くの酵素の産生を高めることが示されている。これらの効果が，神経可塑性の誘導に加えて，TMS 療法の治療効果が長期間持続する理由であると考えられている。

　核医学検査の SPECT 研究では，治療抵抗性うつ病患者では対照群と比較して，PFC と dACC 領域のシナプス後のセロトニン 2A（5-HT2A）受容体が有意に減少していることが確認された。しかし，初回エピソードのうつ病患者では 5-HT2A 受容体結合は対照群と比較して差がなかった。これらの知見に基づき，抗うつ薬を服用していない治療抵抗性うつ病患者群に対して，計 10 回の高頻度 rTMS を左 DLPFC に適用し，TMS 療法がシナプス後の 5-HT2A 受容体結合指標に及ぼす影響を検討したところ，ベースラインでは，治療抵抗性うつ病患者は健常対照者と比較して，両側の DLPFC におけるシナプス後の 5-HT2A 受容体結合指標が有意に低く，左海馬の 5-HT2A 受容体結合が有意に高かった。一方，高頻度 rTMS が成功した場合，治療抵抗性うつ病患者の両側 DLPFC の 5-HT2A 受容体結合の増加と右海馬の 5-HT2A 受容体結合の低下が関連していた。また，治療抵抗性うつ病患者が高頻度 rTMS に反応した場合，[18]FDG-PET で測定したグルコース代謝が dACC で増加し，ベースラインにおける DLPFC と ACC の代謝活動が高いことが臨床転帰の改善と関連することが示されている。また，治療抵抗性うつ病患者における薬物治療に対する反応群と非反応群との間にも DLPFC-sgACC-眼窩前頭皮質（orbitofrontal cortex: OFC）をはじめとした辺縁系皮質の機能的結合性の差異があることが知られている。そこで，PFC-sgACC 間の安静時機能的結合性（rs-fMRI）に

JCOPY 498-22938

着目して，治療抵抗性うつ病患者の左DLPFCに対する高頻度rTMSによる臨床効果と同機能的結合性の関係を調べた研究があり，治療前のベースラインにおいて，高頻度rTMSの反応者は非反応者に比べてsgACCと左上mPFCの間の機能的結合性と臨床症状との間に強い負の相関を示した．さらに，高頻度rTMSに対する治療反応は，sgACCとPFCとの間の機能的結合性の回復と関連していた．他方，治療抵抗性うつ病患者のストレス応答の低下をHPA系の観点から調べた研究があり，同患者群の左DLPFCに対して1回の高頻度rTMS（実刺激あるいは偽刺激）を実施し，唾液中のコルチゾールを計測している．結果，実刺激群では主観的な気分の変化は生じなかったが，偽刺激群と比べ，rTMSセッションを1回受けた直後と30分後の両時点において唾液中のコルチゾールが有意に低下していた．また，偽刺激群では唾液中のコルチゾールは低下しなかった．よって，治療抵抗性うつ病患者ではDLPFC-dACCのコンパートメントにおいて，神経伝達物質レベルでの異常と認知・注意制御や反芻に関与する領域との結合性のレベルでの異常が観察されている．このことは，治療抵抗性に関わる神経解剖学的および機能的相関が反芻などのうつ病の中核的症状と関連していることを示唆している．

　動物およびヒトを対象とした研究では，TMSの抗うつ作用のメカニズムに神経伝達物質が関与していることが示されている．モノアミン系の神経伝達物質であるドーパミン，セロトニンやアミノ酸系の神経伝達物質であるGABA，グルタミンなどがあげられる．例えば，ドーパミンの枯渇はうつ症状と関係することが知られており，ドーパミン再取り込み阻害薬は線条体シナプスにおけるドーパミンの利用能を高め，抗うつ効果を発揮すると考えられている．ドーパミン再取り込み阻害薬による効果は，ラットの背外側線条体および側坐核，健常者やうつ病患者を対象とした研究でも観察されている．また，線条体におけるドーパミンシグナルの低下は，アンヘドニアと関連する報酬系の情報処理の障害やうつ病の精神運動抑制に関係してくる．よって，TMSによる線条体のドーパミン増強作用がTMSの抗うつ治療メカニズムに関与している可能性がある．また，左DLPFCへの高頻度rTMSは，Brodmann領域25/12および32，ならびに内側OFCにあるBrodmann領域11において，同側のドーパミン放出を増加させる一方で，右DLPFCに対する刺激では有意な変化はみられなかった．また，rTMSはさまざまな受容体や他の神経伝達物質の発現レベルにも影

響を与えることが知られており，rTMS 実施により，前頭葉および帯状皮質の β-アドレナリン受容体の数は減少するが，視床下部，扁桃体，頭頂葉皮質の NMDA 受容体の数は増加する．

　健常者の左 DLPFC に対して 10 Hz-TMS を実施した先行研究では，帯状回・楔状回・海馬傍回・島などの大脳辺縁系全体のセロトニン放出が増加することが示された．よって，DLPFC に対する TMS 療法の治療メカニズムの一部は，抗うつ薬のセロトニン再取り込み阻害薬と同様のメカニズムがあるのではないかと想定される．しかし，TMS によるセロトニン放出の調節は，うつ病患者ではまだ実証されていない．TMS の抗うつ作用にモノアミン神経伝達物質が重要な役割を果たしていることが証明されれば，TMS 療法には薬物療法と共通の治療メカニズムがあることが示唆される．ただし，両アプローチにおけるモノアミン放出を促進するプロセスは異なるものと想定されており，TMS 療法の場合には，外部から神経細胞を直接刺激することでモノアミン放出を促進する可能性が高い．GABA レベルのホメオスタシスは，うつ病の他のバイオマーカーと関連している可能性があり，具体的には，mPFC の GABA レベルは，デフォルトモード・ネットワークの機能的結合性の低下と相関することが分かっている．さらに，TMS 療法以外の ECT や抗うつ薬 SSRI など，複数の抗うつ薬治療が低下していた GABA レベルを正常化させることが示されている．また，ケタミンの介入効果を MRS で調べた研究からは，GABA レベルの調節がうつ病の精神薬理学的およびニューロモデュレーション治療の最終的な共通経路である可能性が示唆されている．さらに，GABA の中間的な作用機序として，うつ病における神経回路の異常な結合を調節することが考えられている．また，成人の治療抵抗性うつ病患者の左 DLPFC に対して 10 Hz で刺激した TMS 療法研究では，治療反応者に限定して mPFC の GABA 濃度が増加することが示されている．他方，うつ病では，グルタミン酸とグルタミンの代謝も障害されていることが知られているが，成人のうつ病に対する TMS 療法後の mPFC におけるグルタミン酸レベルの変化に関しては一貫した結果が出ておらず，さらなる研究が待たれる．まとめると，うつ病患者における左 DLPFC に対する TMS 療法は，GABA およびグルタミン酸システムを調節し，それらの調節がうつ病の治療反応と関連していると考えられている．

　また，うつ病の病態には炎症が強く関連していることもあり，自己免疫

JCOPY 498-22938

疾患や感染症の患者はうつ病を発症しやすいと言われている．また，脳梗塞など脳に無菌性の炎症がある患者もうつ病を併発する可能性が高い．先行研究では，老年期の治療抵抗性うつ病患者群と健常対照群に対して，末梢血のインターロイキン-1β（Interleukin 1β: IL-1β）と腫瘍壊死因子（Tumor necrosis factor a: TNFa）を計測したところ，うつ病患者群では健常対照者群よりもそれらの炎症性物質のレベルが高いことが示されている．その後，うつ病患者に対して10 HzのTMS療法を4週間実施したところ，TMS療法を実施しなかった群と比べ，末梢血のIL-1βとTNFaのレベルが顕著に低下した．現在うつ病患者の免疫性炎症に対するTMS療法の効果について調べている臨床研究はまだ少ないため，今後の研究成果が待たれる．また，酸化ストレス応答転写因子（Nuclear factor-E2-related factor 2: Nrf2）は，抗酸化ストレス作用や抗炎症作用を有するストレス応答性転写因子であるが，慢性的な社会的敗北ストレスによって誘発されるうつ病様マウスや学習性無力感によって誘発されるストレス感受性ラットでは，海馬とPFCの両方でNrf2の発現が有意に低下することが知られている．さらに，うつ病患者の死後脳研究においてもPFC領域でNrf2の発現が低下していることが実証されている．逆に，慢性予測不能軽度ストレスによって誘発されたラットのうつ病様行動に対して，高頻度rTMSを実施したところ，特に海馬におけるNrf2の核内への移動の増加とTNFa，誘導性一酸化窒素合成酵素，IL-1β，インターロイキン-6（Interleukin-6: IL-6）の発現の減少が認められ，それらに伴ううつ病様行動が改善されることが示されている．さらに，Nrf2遺伝子の活性を抑制すると，炎症性物質やサイトカインの減少と同時にrTMSの抗うつ効果が消失することも知られている．これらの結果から，rTMSはNrf2シグナル経路を介した抗炎症作用の増強を介して，抗うつ効果を発揮する可能性が示唆される．しかし，rTMSが抗炎症作用を介して抗うつ効果を発揮する治療メカニズムに関してはまだ十分には解明されていないため，今後さらなる前臨床・臨床研究が必要である．さらに，うつ病の病態に関するメタ解析研究では，同病態には過酸化物質の増加と抗酸化ストレス物質の減少が関与していることが示されている．しかしながら，うつ病の前臨床研究では，TMS療法により抗酸化ストレスの治療メカニズムはあまり研究されていない．さらに，抗酸化ストレスのメカニズムを介したrTMSの抗うつ作用については，末梢血中の酸化ストレスマーカーの値が脳内の実際の

病態を正確に反映していない可能性があるため，臨床研究では一定の限界がある．

　さらに，うつ病の病理生理にエンドカンナビノイドシステムが関与していることを示唆する証拠も徐々に蓄積されつつある．シナプス後細胞で産生されたエンドカンナビノイドは，シナプス前膜にあるエンドカンナビノイド受容体を活性化し，①HPA系の活動の抑制，②海馬シナプス可塑性の増強，③海馬神経新生の促進，④海馬組織におけるBDNFの発現増加をはじめとした，多くの生物学的抗うつ機能を発揮する．特にBDNFは脳内の複数のシグナル伝達経路に影響を与える重要な因子で，神経細胞膜上の脳由来神経栄養因子受容体（tropomyosin receptor kinase B: TrkB）に結合し，Ras/MAPK[1]，PI3K/Akt[2]，PLCγ[3]，GTPase[4]などのシグナル伝達経路を活性化し，その結果，神経新生を促進し，シナプス可塑性を高める．実際，動物実験において慢性予測不能ストレスによってうつ病様行動を示したラットに低頻度rTMSを実施したところ，海馬のシナプスタンパク質PSD95[5]およびNR2B[6]の発現を増加させ，高頻度rTMSではエンドカンナビノイドシステムのMAGL[7]とBax[8]の発現を低下させる一方で2-AG[9]，CB1R[10]，BDNF，Bcl-2[11]の含有量を増加させ，海馬の神経新生を促進させ，結果的に慢性予測不能ストレスによって誘発されたうつ病様行動を改善した．一方，CB1R拮抗薬を同ラットに投与すると，上記のrTMSの生物学的作用は消失することも知られている．さらに，同うつ病モデルラットに高頻度rTMSを与えると，海馬におけるCB1R，DAGLα[12]，N-acyl phosphatidyl ethanolamine-phospholipase D[13]，

※1: Ras蛋白質（Ras）/分裂促進因子活性化タンパク質キナーゼ（mitogen-activated protein kinase: MAPK）
※2: PI3Kキナーゼ（phosphoinositide 3-kinase: PI3K/プロテインキナーゼB（Akt）
※3: ホスホイノシチドホスホリパーゼCγ（phosphoinositide phospholipase Cγ: PLCγ）
※4: グアノシン三リン酸フォスファターゼ（guanosine triphosphate: GTPase）
※5: シナプス後肥厚部蛋白95（postsynaptic density protein 95: PSD95）
※6: NMDA型グルタミン酸受容体ヘテロ2量体（NR2B）
※7: アシルグリセロールリパーゼ（monoacylglycerol lipase: MAGL）
※8: Bcl-2結合X蛋白質（Bcl-2-associated X protein: Bax）
※9: 2-アラキドノイルグリセロール（2-Arachidonoylglycerol: 2-AG）
※10: カンナビノイド受容体タイプ1（cannabinoid receptor type 1: CB1R）
※11: B-cell lymphoma 2（Bcl-2）

JCOPY 498-22938

PSD95，シナプトフィシン※14の発現量が増加すると同時に，MAGL，脂肪酸アミドヒドロラーゼの発現量が減少し，実験的に誘発されたラットのうつ病様行動が改善した．このような前臨床研究から，rTMSがエンドカンナビノイドシステムを活性化することで抗うつ作用を発揮する可能性が示され，同システムがrTMSの治療メカニズムに関与していることが示唆されている．さらに，ネズミのうつ病モデルを用いた複数の前臨床研究では，rTMSが海馬および前頭前野におけるBDNFの含有量を増加させ，海馬の神経新生を促進することが観察されている．うつ病患者では健常対照者と比べて，血清BDNFレベルが低下しており，BDNFのレベルがうつ症状の重症度と有意に負の相関を示す．また，*BDNF Val/Val*対立遺伝子をホモ接合で持つ治療抵抗性うつ病患者では，TMS療法によって血清BDNFレベルが上昇することが知られている．しかしながら，治療抵抗性うつ病患者における血清BDNFと治療効果との関連については，結果が一貫しておらず，最新のメタ解析では，治療抵抗性うつ病患者に対するTMS療法は血清BDNFレベルに影響を与えないという結果が示されている．このように前臨床研究と臨床研究との間の結果が一致しない原因には，BDNFが高分子タンパク質であることから，血液脳関門を通過せず，脳内におけるBDNFレベルの変化が末梢血に反映されにくいことが考えられる．

　また，rTMSの効果は，直接電気刺激を与えた場合よりも強いことが多く，特にrTMSのグリア細胞への影響と神経細胞死の抑制効果，神経保護効果もあることが示唆されている．実際，左上側頭回（Brodmann領域41・42）に低頻度1 HzのrTMSを5日間実施した研究では，刺激部位の灰白質体積が有意に増加することが示されている．一方，偽刺激によるシャムTMSを受けた被験者では同体積は特に変化しなかった．この背景には，低頻度のrTMSが刺激部位におけるシナプス形成，血管新生，グリア細胞の形成，神経細胞サイズの増加，脳血流の増加が関与している可能性が高い．また，マウスを用いた*in vivo*実験においても，高頻度25 HzのrTMSを14日間投与することで，海馬歯状回の神経新生が促進される

※12: ジアシルグリセロールリパーゼ*a*（diacylglycerol lipase *a*: DAGL*a*）
※13: N-アシル-ホスファチジルエタノールアミン-ホスホリパーゼD（N-acyl phos-
　　　phatidyl ethanolamine-phospholipase D）
※14: シナプトフィシン（Synaptophysin: major synaptic vesicle protein p38）

ことが確認されており，*in vitro* の新生児ラットの神経幹細胞に対して，高強度交流磁場（$0.1 \sim 10$ T）を照射すると神経細胞への分化・成長が促されることが示されている．さらに，マウスの成熟海馬 CA1 細胞を培養した神経細胞に対する高頻度 rTMS の効果を調べた研究では，磁気刺激が樹状突起のリモデリングを誘導することが示されており，これらの効果は，rTMS による NMDA 型グルタミン酸受容体および *α*-amino-3-hydroxy-5-methyl-4-isoxazolepropionic acid（AMPA）型グルタミン酸受容体の活性化と関連していた．

　このように，TMS 療法は，神経細胞の形態，グリア細胞，神経新生，細胞の分化と増殖，アポトーシスの抑制メカニズム，ニューロメディエーター，ATP[※15]，神経栄養因子の濃度，グルコース代謝，特定の遺伝子の発現など，さまざまな要素に影響を与える．rTMS による治療効果は，これらの要因のさまざまな組み合わせや，LTP，LTD，脳血流の変化，ある種の酵素の活性，皮質と皮質下の構造間の相互作用，遺伝子発現など，脳内の数多くのプロセスによる影響の総和で決定されると考えられる．さらに，rTMS によって誘導された磁場が刺激部位に特定の作用を発揮するのか，それともまだ解明されていない何らかの非電気的なメカニズムに基づく非特異的な作用を及ぼすのかといった点に関しては，今後のさらなる研究が必要である．

4. うつ病に対する TMS 療法の治療予測因子

　rTMS の治療反応に関連する臨床的および人口統計学的要因を特定するための研究は，標準的な刺激パラメータでうつ病を治療した rTMS の有効性試験の事後解析や治療反応の予測因子の同定に焦点を当てたメタ解析によるものが多い．rTMS 治療反応予測研究から得られた知見の大半は，薬物治療抵抗性の程度が低いことが，標準的な rTMS における明確な治療反応予測因子となりうることを示している．全ての研究で一貫した結果が得られない理由としては，薬物治療抵抗性うつ病の定義の方が研究者によって一貫していないことによると考えられる．先行研究の知見からは，標準的な rTMS は，うつ病の治療経過の比較的早い段階で導入した方が，治療

※15: アデノシン三リン酸（adenosine triphosphate: ATP）

JCOPY 498-22938

成績が良くなる傾向が示されている．また，うつ病エピソードの期間と
rTMSの治療反応との関係についても，うつ病エピソードの早期にrTMS
を実施した方が，より良いrTMSの治療結果と関連する可能性がある．し
かしながら，各研究のサンプルサイズが小さいことやエピソード期間の長
短の定義がまちまちであることなどの解析上の限界があるため，今後サン
プルサイズを大きくしたデータベース・レジストリ研究による解析が期待
される．

　年齢と治療反応性の関係に関して，多くのrTMS研究が，高齢者のうつ
病に対するrTMSの効果が低い可能性があるという考えを支持している
が，一方で高齢者の方がrTMSの効果が出やすいという報告をしている研
究もあり，まだ一貫した結果が得られていない．少なくとも，大脳皮質の
萎縮が進むと，rTMSへの反応が低下するため，高齢のうつ病患者に対し
ては，頭皮と前頭皮質の距離から刺激強度を補正する戦略も提案されてい
る．また，性別との関係では，rTMSに対する良好な抗うつ反応を示した
研究では，女性患者の割合が高かったことから，女性であることが治療反
応のポジティブな予測因子となる可能性がある．特定の性格的特徴も，う
つ病におけるrTMSに対する治療反応と関連する可能性があり，先行研究
では，高い持続性スコア（元々の忍耐力の高さ）がrTMSの治療反応を予
測するといった結果が示された．

　また，rTMSの治療反応を予測する症候学的な候補として，さまざまな
症状やうつ病のサブタイプが検討されてきたが，この手の研究からは一貫
した結果は得られていない．つまり，rTMSの治療反応を予測するような
症状特異的因子やうつ病のサブタイプは現時点では同定されていない．こ
のように，うつ病の治療反応性を症候学的観点のみから捉えることの限界
は，まさに背景にあるうつ病の病態生理の異質性の高さによるものと考え
られる．また，うつ病の重症度に関しても，重症度が低い方がrTMSに対
する治療反応性が高いと報告している研究がある一方で，むしろ逆の結果
を示している研究もあり，一貫した結論はまだ得られていない．うつ病に
おけるrTMS研究の多くは，組み入れ基準の段階で小児・超高齢者のうつ
病，妊娠のうつ病，精神病性うつ病などの特殊な集団を研究対象者から除
外していることが多く，医学的に重大な併存疾患を持つうつ病患者も除外
していることが多い．よって，うつ病のrTMSに対する治療反応予測因子
を同定する際に，あらゆるうつ病に一般化可能な生物学的指標を確立する

43

ことは現段階では非常に困難である．そのためには，臨床研究データ以外に，より多くの TMS 患者と臨床的に多様な集団を対象としたリアルワールドデータを用いた解析が必要になってくると考えられる．さらに，治療経過と治療反応の関係からは，rTMS 開始後早期のうつ症状の改善はその後の良好な治療反応を強く予測すると言われている．また，前回のうつ病エピソードで rTMS に良好な反応を示した患者は，その後のうつ病エピソードにおいても rTMS に反応しやすいという結果が報告されており，以前の rTMS に対する治療反応は，その後の rTMS への治療反応の予測因子となると考えられる．一方，以前のうつ病エピソードにおいて，ECT に対して治療反応が低かったうつ病患者は，rTMS への治療反応も悪いことが知られている．

うつ病に対する rTMS の治療反応性を予測する遺伝的要因について調べている研究は少数ではあるが，次のようなものがある．例えば，BDNF 遺伝子多型として Val/Val ホモ接合体を持つ患者は，左 DLPFC に対する rTMS による治療反応が良好であることを報告している．また，セロトニントランスポーターリンク多型領域（5-HTTLPR）において LL ホモ接合体を有する患者の方が rTMS に対する治療効果が高いと報告されている．さらに，5-HT1A 受容体多型の C/C 遺伝子型を持つ患者も高頻度 rTMS に対する治療反応性が高いといった結果が報告されている．他方，M1 の興奮性と rTMS による治療反応性との関係も色々と調べられているが，現時点ではベースラインの運動閾値が rTMS の治療反応を予測するという一貫した結果は得られていない．

rTMS 分野では，さまざまな rTMS の刺激条件による神経生物学的効果に関する研究がなされており，特に最近では，脳画像における神経回路の結合パターンから TMS 療法の治療反応に関連するエンドフェノタイプを特定する研究が増えてきている．現在，個々の患者レベルで特定の画像エンドフェノタイプや回路異常を特定する方法が進歩していることから，将来的には TMS 療法をカスタマイズできる可能性を秘めている．このような方法を開発するために必要な最初のステップは，TMS 療法の治療前後でうつ病の脳が神経生物学的観点からどのように変化するかを計測し，うつ症状の改善に対応する特定の変化（神経画像や神経生理所見など）を同定することである．TMS 療法の前後でこれらの生物指標を計測することによって，TMS 療法の治療メカニズムを探ることができ，TMS 療法開始

JCOPY 498-22938

前のベースライン時点での生物指標を計測することによって，TMS療法の治療効果を予測する生物指標を探索・同定することができる可能性がある．

　初期のPETおよびSPECT研究では，rTMS後にPFCおよび大脳辺縁系領域において局所脳血流が増加することを示している．また，最近の研究では，OFCとACCのベースラインにおける活動の重要性が指摘されている．例えば，rTMSに反応しない患者は，反応する患者と比べ，ベースライン時点における左OFCのFDG-PETによる安静時グルコース代謝が低く，扁桃体の安静時グルコースが高いことが示されている．また別の研究では，ベースライン時点におけるDLPFC，ACC（sgACC）の糖代謝の高さが，それぞれ左DLPFCに対するrTMSの治療反応の高さと関連していることが示されている．さらに，rTMSに対する治療反応は治療後のsgACCの活動性の低下に対応することが示された．この知見はうつ病の一般的な治療反応におけるsgACCの中心的役割を示唆するものである．

　他方，局所脳血流以外にも，rTMSに対する反応性とネットワーク内およびネットワーク間の機能との関係を検討している先行研究があり，ベースラインにおけるsgACCのデフォルトモード・ネットワークおよびセントラル・エグゼクティブ・ネットワークとの過剰な結合性が，それぞれ独立に優れた治療効果を予測することが明らかになっている．さらに，rTMS治療の成功はデフォルトモード・ネットワークとsgACCとの間の過剰な結合性の低下と関連していた．また別の研究では，ベースラインでDLPFCとsgACCの間に強い負の結合性があることが，高頻度rTMSによる良好な転帰と関連する可能性を示しており，この結果を支持する他の研究もある．さらに，別の研究では，rTMSによる治療後，反応者ではsgACCとPFCの間の機能的結合性が増加することが示されている．そして，これらの研究は，sgACCとDLPFCの機能的結合性に基づいて，個別にrTMSの刺激部位を同定する，実用的なターゲティング方法を開発するための取り組みに寄与している．なお，最近の研究では，TMSの脳への直接的な影響を調べるために，TMSとfMRIを組み合わせたTMS-fMRI同時計測法が開発されており，同研究ではDLPFCへのTMSによる神経活性がsgACCに伝播することが示されている．

　一方，背内側前頭前野（dorsomedial prefrontal cortex: DMPFC）をターゲットとしたrTMS研究では，sgACCとDMPFCとの間の機能的結

合性が高いことが，治療反応予測因子として関与していることを示している．その他，DMPFC-rTMS では，ベースライン時点において sgACC と DMPFC との結合性以外に sgACC と DLPFC との間の結合性が高いこと，皮質-視床，皮質-線条体，皮質-辺縁系の結合性が低いことなどが，良好な治療転帰と関連していることが示されている．興味深いことに，sgACC，OFC，辺縁系領域のベースライン時点における局所活動や治療前後での変化は，左 DLPFC に対する高頻度 rTMS でも右 DLPFC に対する低頻度 rTMS でも同様のパターンを示すことが多く，rTMS の治療反応予測因子や治療メカニズムはある程度一貫している．また，うつ病患者の左 DLPFC に対して，高頻度 rTMS を 2 週間実施した研究では，治療前の ACC 体積が大きいことが，良好な治療反応と関連しており，ACC 体積の大きさそのものも rTMS の抗うつ反応を予測するポジティブな因子であると考えられている．

　rTMS に対する治療反応性を層別化する臨床的意義は，標準的な rTMS に反応しない患者を事前に予測できるようにすることである．先行研究では，標準的な rTMS 非反応を予測する神経基盤として，ベースライン時点における後部帯状皮質と島皮質の過剰結合があげられている．また，別の研究では，治療中の sgACC と DLPFC の間の機能的結合性の不活性化が，高頻度 rTMS に対する非反応者の特徴であることが示されている．このような事前情報があれば，特定の rTMS プロトコルで利益を得られそうにない患者に対して，無効な治療を実施する時間とそれに係る資源を費やすことを防ぐことができるようになる可能性がある．これらの研究結果を正しく解釈するには，複数の限界があり，特に各研究におけるサンプル数の少なさ，治療パラメータ，画像撮像方法，解析方法の差異などが問題となる．今後の研究では，結果を再現できるかどうかを含め，より大きなサンプルサイズでかつできる限り統一された方法で計測・解析していくことが重要である．

　EEG は，非侵襲的であること，脳活動を直接計測できること，臨床応用が比較的容易であること，他の神経画像法と比べて低コストであることから，rTMS のプレシジョン・メディシンや個別化医療を実現する上でのもう一つの有望なツールになりうる．EEG は，頭皮上の電極を介して，脳の異なる領域の時間的な振動信号を捉えることができる．定量的な EEG 解析では，EEG 信号を数学的に変換し，EEG データを客観的に数値化して

JCOPY 498-22938

解析する．これまでの EEG 生物指標の同定作業の多くは，rTMS に対する反応者と非反応者を区別することに焦点を当ててきた．安静時脳波（resting-stage EEG: rs-EEG）を用いて反応者と非反応者を区別しようと試みた初期の研究では，個別アルファピーク周波数（individual alpha-peak frequency: IAF）値の高さ，前頭中央のシータ周波数帯のパワーの低下，認知課題中の Pz における P300 振幅の減少，PFC のデルタおよびベータコーダンス値の増加などが，うつ病患者における rTMS の治療反応性を層別化できる可能性のある神経生理指標と考えられたが，その後の大規模な再現試験では，性別や年齢を調整すると，これらの指標では治療反応性をうまく層別化できないといった結果となった．IAF は rTMS の治療反応性を予測する信頼できる指標としては一貫した結果が得られていないが，個々のうつ病患者にとって固有の IAF に合わせてカスタマイズした，アルファ周波数に同期させた rTMS（synchronized TMS: sTMC）は，複数のパイロット研究で有望な治療成績を示している．このアプローチは，うつ病における視床皮質リズム障害モデル（アルファリズムの障害仮説）に基づいており，rTMS の治療メカニズムの一部に，病的なアルファリズムの振動パターンを正常な生理状態に外部から調整する作用が関与している可能性がある．今後，IAF は rTMS の治療効果を最適化するための神経生理指標になりうる可能性がある．さらに，治療抵抗性うつ病患者と健常対照者を対象に，rs-EEG と治療成績との関係を調べた研究では，ベースラインおよび rTMS 治療の 1 週目において，反応者は非反応者に比べて，安静時シータ結合性が高いことが示された．また，最近の別の研究では，rTMS に対する治療反応者は非反応者と比較して，パーミュテーション・エントロピー測定法を用いると，rTMS を開始してから 7 日以内に特に前頭部領域で有意に高いエントロピー値を示すことが分かった．全体として，うつ病患者における rTMS の治療反応性に関連する有望な EEG 指標が複数提唱されているが，現時点では，標準的な臨床現場でこれらの EEG 指標を臨床応用できるほどには，まだ確立されていない状況である．これまでに発表されている EEG に由来する生物指標の限界として，サンプルサイズが比較的小さい，ネガティブ所見の過小発表，再現性コホートデータによる検証の欠如などの問題がある．したがって，このようなアプローチが今後の臨床応用に有望であるかどうかを評価するためには，rTMS の治療反応予測因子となりうるような信頼性の高い EEG 生物指標

を同定し，検証していくといった継続的な努力が必要である．

5. うつ病に対する TMS 療法に関する臨床研究の今後の方向性

　うつ病に対する TMS 療法は，パルス周波数，磁場強度，連続パルス・トレインの長さ，セッションあたりのパルス総数，セッション総数など，治療プロトコルのパラメータを調整することができるため，個別にカスタマイズできる大きな可能性を秘めている．また，DLPFC 以外の脳領域を正確に標的とすることで，特定の神経回路を修飾できる可能性もある．神経画像や神経生理学的所見に基づいて，個々の患者のレベルで機能的に定義されたターゲットに刺激を与えることは TMS 療法の個別化医療のもう一つのアプローチになりうる．

　データ解析の観点で言うと，近年は，従来型の統計解析だけでなく，データ駆動型のアプローチも積極的に援用していくことが重要になってきている．例えば，潜在成長混合モデルや潜在クラス成長モデルなどの潜在クラス分析や潜在軌跡分析は，さらなる調査のために患者のサブクラスや治療反応の軌跡を特定するのに役立つ可能性がある．この種のアプローチの例として，最近再解析された研究としては，グループベースの軌跡モデリングを用いて，従来の高頻度 rTMS または間欠的シータバーストのいずれかの TMS 療法に対する応答パターンから明確な 4 つのクラスパターンを同定した．また，探索的な分析を行うことで，うつ病の重症度，年齢，ベンゾジアゼピン系薬剤の使用状況など，治療反応の軌跡の構成要素に関連する候補因子を特定した．データ駆動型のアプローチは，神経画像研究分野にも応用されており，研究者達はうつ病の病態生理の異質性を考慮した上で，うつ病患者のより合理的なバイオタイプを同定する方法を模索している．同アプローチを用いた最近の研究では，PFC と大脳辺縁系の結合性に基づいてうつ病患者を 4 つのバイオタイプに分類するモデルを報告している．同研究では，DMPFC をターゲットとした TMS 療法に良好な反応を示したうつ病患者のサブグループが同定され，ACC や OFC 領域だけでなく，PFC-扁桃体ネットワークの結合性も低下していることが明らかとなった．さらに，上述の潜在クラスやクラスタリングアプローチに加えて，EEGにすでに適用されている機械学習アプローチも多数の候補変数から TMS 療法の潜在的な治療反応予測因子を特定するのに有用であること

JCOPY 498-22938

が示されてきている.

　最後に，うつ病に対する TMS 療法の神経生物学的な治療反応予測因子を同定する試みは長年続けられているが，信頼性の高い指標はまだごく少数しか特定されていないため，実際に臨床応用していくにはさらなる研究が必要である. 近年, TMS 療法の中でもシータバースト刺激(theta-burst stimulation: TBS) やアクセレレート rTMS/TBS, deep TMS などの新しい治療プロトコルが開発されてきており，今後は標準的な rTMS だけでなく，さまざまな刺激パラメータやアプローチに対するうつ病患者の治療反応性や安全性・忍容性に関する臨床疫学・生物学的精神医学および心理社会・医療経済学的な検討が重要になってくる. そのためには，大規模な共同研究コンソーシアムの構築やデータベースリポジトリの形成が必要不可欠である. 同プラットフォームを通じて，データの二次利用や研究施設間での刺激方法や臨床尺度・生物学的指標の計測方法のハーモナイゼーションの促進，サンプル数の増大などが可能となり，TMS 療法に対する治療反応を高精度に予測する生物学的指標の確立や各種 TMS 療法に対する有用性を個々の患者レベルで予測するための層別化技術の開発に繋がる.
このようなプレシジョン・メディシンや個別化医療の実現に向けて，現在本邦でも臨床 TMS 研究会が主体となって，オールジャパンで「TMS 療法関連データベース・レジストリ構築に関する研究」プロジェクト（臨床研究実施計画番号 jRCT105021005）を推進している.

参考文献

1) Silverstein W, Noda Y, Barr MS, et al. Neurobiological predictors ofresponse to dorsolateral prefrontal cortex repetitive transcranial magnetic stimulation in depression: A systematic review. Depress Anxiety. 2015; 32: 871-91.(* Equally contributed authors)
2) Noda Y, Silverstein W, Barr MS, et al. Neurobiological mechanisms of repetitive transcranial magnetic stimulation of the dorsolateral prefrontal cortex in depression: A systematic review. Psychol Med. 2015; 45: 3411-32.
3) Garnaat SL, Fukuda AM, Yuan S, et al. Identification of Clinical Features and Biomarkers that may inform a Personalized Approach to rTMS for Depression. Pers Med Psychiatry. 2019; 17-18: 4-16.
4) Kaster TS, Downar J, Vila-Rodriguez F, et al. Trajectories of response to dorsolateral prefrontal rTMS in major depression: a THREE-D study. Am J Psychiatry. 2019; 176: 367-75.
5) Drysdale AT, Grosenick L, Downar J, et al. Resting-state connectivity biomarkers define neurophysiological subtypes of depression. Nat Med. 2017; 23: 28-38.

6) Blumberger DM, Vila-Rodriguez F, Thorpe KE, et al. Effectiveness of theta burst versus high-frequency repetitive transcranial magnetic stimulation in patients with depression (THREE-D) : a randomised non-inferiority trial. Lancet. 2018; 391: 1683-92.

7) Noda Y, Zomorrodi R, Vila-Rodriguez F, et al. Impaired neuroplasticity in the prefrontal cortex in depression indexed through paired associative stimulation. Depression and Anxiety. 2018; 35: 448-56.

8) Kinjo M, Wada M, Nakajima S, et al. Transcranial magnetic stimulation neurophysiology of patients with major depressive disorder: a systematic review and meta-analysis. Psychological Medicine. 2020; 51: 1-10.

9) Noda Y. Toward the establishment of neurophysiological indicators for neuropsychiatric disorders using transcranial magnetic stimulation-evoked potentials: a systematic review. Psychiatry Clin Neurosci. 2019; 74: 12-34.

10) Noda Y. Socioeconomical transformation and mental health impact by the COVID-19's ultimate VUCA era: Toward the New Normal, the New Japan, and the New World. Asian J Psychiatr. 2020; 54: 102262.

TMS 療法の実際

> Point
> ①まずは TMS 療法の一般的な適用・禁忌・有用性について理解することが重要である.
> ②TMS 療法に先立ち, まずは薬物療法を試みることがうつ病治療では一般的である. それでも症状の改善が見込めない場合に TMS 療法を検討する.
> ③TMS 療法は, うつ病の再発予防に対しても有効な治療戦略になりうる.
> ④標準的な TMS 療法を一通り実施しても症状が改善しない場合には, 改めて診断の見直しを検討するべきである.

1. TMS 療法の適用と禁忌

　　rTMS 療法は一般的に 1 回から数回の薬物療法に反応しなかった治療抵抗性うつ病患者に対して実施されるものであるが, 本邦の rTMS に関する適正使用指針では, 1 剤以上の抗うつ薬に反応しなかった中等症以上の重症度を示す 18 歳以上の成人患者が適用になる. これまでの研究からは, 治療抵抗性の程度が低い患者集団から高い集団まで rTMS は有効であることが示されている. 初期の研究では, 治療抵抗性が低い患者の方がより大きな抗うつ効果を得やすいといった報告がなされていたが, 1,100 人以上の患者を対象とした大規模研究では, この関係性は再現されず, さらに治療抵抗性の高い患者グループでも一定の有効性が認められることが示された. よって, 現在では治療抵抗性が高いこと自体は rTMS が適用とならな

い理由にはされていない．一方，これまでの研究では，抗うつ薬に対する治療抵抗性が全くない集団に対して rTMS を適用した臨床研究がないため，同集団に対する rTMS の使用を支持するエビデンスは限られている．

治療抵抗性とは別の側面として，うつ病エピソードの期間が rTMS の反応性にどのように影響するかという問題がある．FDA 承認を受ける根拠となった初期の rTMS 研究では，うつ病エピソードの期間が 3 年以上の患者は除外されたが，それでも同研究に組み入れられたうつ病患者の罹病期間の長さは治療反応性の低さと関係していた．さらにその後実施された大規模臨床試験においても同様の関係性が認められた．

rTMS は覚醒下で実施することが可能であり，麻酔の必要もない．したがって，適用があれば，外来でも入院でも実施可能である．施術直後にリカバリー室などで安静にする必要もなく，施術後すぐに自動車の運転を含め通常の日常生活に戻ることが可能である．典型的な治療期間は約 4〜6 週間である．一方，rTMS の実施が原則禁忌になるケースがあり，その内容は MRI 撮像の禁忌に類似している．具体的には，①てんかんやけいれん発作の既往歴，②頭蓋内に金属製（特に磁性体金属）の医療機器（クリップ，インプラント，デバイス）が埋め込まれていること，③過去 3〜6 ヵ月以内の薬物乱用の既往歴，④病状が不安定であること，⑤妊娠などである．

2. TMS 療法の安全性・忍容性と有害事象

うつ病治療における rTMS の安全性と忍容性は，これまでの 20 年以上に亘る，さまざまな使用経験から十分に確立されている．rTMS に伴う有害事象のうち，最もありふれた副作用は，刺激部位の不快感と頭痛である．また rTMS による最も重篤な有害事象はけいれん誘発であり，1,000 セッションあたり 0.02 回（5 万セッションに 1 回の割合）以下の頻度で引き起こされると報告されている．聴覚障害の可能性については，耳栓などの使用によって実質的な影響はないとされている．双極性障害患者に対するrTMS で躁転するリスクはあるが，その発生率は非常に低いとされている．rTMS は，認知機能に対しても安全性が担保された技術であり，少なくとも記憶をはじめとした認知機能に有害な影響を与えるといった報告はない．また近年，従来は rTMS の禁忌とされたてんかん患者に対しても臨

床研究として，rTMS を実施するケースはある．しかし，原則禁忌とされ
ている症例に対する rTMS の使用は，あくまでも研究目的などの非常に限
定された条件で，かつ専門施設のみで実施されるべきである．また，頭部
に磁性体の金属が存在する場合には，rTMS 使用の禁忌に相当するため，
その使用は原則控えるべきである．ちなみに，TMS の安全性ガイドライン
は 1998 年以降，定期的に改訂されており，現時点での最新版は 2020 年
に出版された「Safety and recommendations for TMS use in healthy
subjects and patient populations, with updates on training, ethical
and regulatory issues: Expert Guidelines」(Clin Neurophysiol. 2021;
132: 269-306)[3]になる．

3. TMS 療法の刺激条件

　　近年 rTMS は，うつ病患者への治療法として注目されている．うつ病に
おける rTMS のエビデンスは 20 年以上に亘る臨床試験によって裏付けら
れており，特に左 DLPFC に対する高頻度 rTMS は大うつ病性障害の急性
エピソードに対して有効な治療法である．rTMS は単極性うつ病および殆
どの場合，双極性うつ病に対しても有効である．rTMS は，うつ病の再発
に対して繰り返し用いられることがあるが，維持期における rTMS の使用
に関するエビデンスは現時点ではあまりない．rTMS は効果的な抗うつ治
療法であるが，その最適な使用法や適用は，最新の科学技術に関する知識
によって常に情報をアップデートするべきである．rTMS は，標準的な第
一選択療法である抗うつ薬に反応しない大うつ病に対する，エビデンスに
基づく治療法である．最近は，標準的な rTMS 以外に，間欠的 TBS によ
る治療法も登場しており，同治療法は治療時間を大幅に短縮し，同治療へ
のアクセスを向上させることができる新しい治療法である．本章では，う
つ病に対する TMS 療法の刺激条件を含む最新のエビデンスを包括的に紹
介する．

　　シータバースト刺激（theta burst stimulation: TBS）：FDA が承認した
うつ病に対する高頻度 10 Hz-左 DLPFC のプロトコルは，1 セッションあ
たり約 1 時間（本邦では最短 37.5 分）がかかる．しかし，そのような長
時間セッションは，治療器あたりの治療キャパシティを制限し，1 セッ
ションあたりのコストを増加させる．一方，新しい TMS 療法プロトコル

であるTBSは，1セッションあたり数分で実施できる．従来のrTMSとは異なり，TBSはシータリズムやガンマリズムといった脳が生理的に持つ振動リズムを人為的に用いている．これまでの先行研究では，左DLPFCを対象とした間欠性TBS，あるいは両側DLPFCを対象とした左DLPFC間欠性TBSおよび右DLPFC持続性TBSによる無作為化偽刺激対照試験では，実刺激TBSの優位性が示されている．さらに，うつ病に対するTBSに関するネットワーク・メタ解析研究でも，TBSは偽刺激よりも有効性の観点において統計学的に優れていることが示された．また，著者も共同研究者として関わった，うつ病患者の左DLPFCに対する高頻度rTMSと間欠性TBSの有用性を比較検証した大規模無作為化多施設共同非劣性試験では，3分間の間欠性TBSセッションが，FDA承認の標準的な37.5時間のrTMSセッションに比べて非劣性であることが示された．この結果を受けて，同間欠性TBSによるプロトコルは，うつ病に対する新規治療法としてFDA承認された．現段階におけるTBS療法の応用を支持し，正当化する根拠としては，臨床上または医療資源上，TMS療法の迅速な実施が必要とされるような状況が相当すると考えられる．

4. うつ病に対するTMS療法の有効性のエビデンス

　rTMSは，長期的かつ広範な一連の臨床研究を経て，現在，欧米では臨床現場でも広く使用されるようになってきているうつ病治療である．しかし，rTMSを臨床的にどのように適用すべきかについての知識や経験は，精神科専門医の間でも大きなギャップがある．したがって，臨床現場でのうつ病に対するrTMSの使用方法や臨床効果に関するエビデンスを定期的に確認することは重要である．標準治療のrTMSでは，患者は通常4~6週間に亘って治療セッションを毎日繰り返し受け，各治療セッションではrTMSパルスを左DLPFCに対して約3,000発受ける．rTMSパルスは大脳皮質の神経細胞に電気的活動を誘発し，脱分極を引き起こす．rTMSは神経細胞の反復発火を利用して，刺激部位の局所および機能的結合のある遠隔の皮質活動を変化させる．

　米国においてrTMS療法がFDA承認につながった，最初の本格的な多施設共同試験は，治療機器メーカーがスポンサーとなり，2007年に発表されたものである．この試験では，実刺激によるrTMSが偽刺激に比べて

JCOPY 498-22938

有意に有効であることが示されたが，この試験結果の解釈は，試験への組み入れとアウトカム評価に使用された評価尺度の選択に問題があったため，やや混乱をもたらした．この試験で得られた結果は，2010年に発表された米国国立精神衛生研究所主導の独立した多施設共同臨床試験においても確認された．この2つの臨床試験では，非常に類似した治療方法が用いられており，この2つの試験で適用された基本的なパラメータは臨床現場でのrTMS適用の標準的な方法として広く採用されるようになった．この2つの臨床研究は抗うつ薬を中止したうつ病患者を対象に実施したが，多くの臨床試験は薬物療法を継続した状態でrTMSをadd-onして実施している．これらの臨床試験で採用されている共通のプロトコルは，左DLPFCに10 Hzの刺激を4秒間のトレインで印加し，トレイン間隔は26秒で，通常1日に75回のトレイン刺激を行う．刺激強度は，安静時運動閾値（resting motor threshold: RMT）の120%の刺激を与える．RMTは，運動野に単一のTMSパルスを印加した際に標的となる手指筋肉に筋収縮を引き起こす最小の刺激強度であり，皮質興奮性の指標となる．これらの臨床試験以外にもrTMSの有効性と安全性は，過去10年間に発表されている複数のメタ解析論文からも繰り返し実証されている．例えば，先行研究では，rTMSを受けた治療抵抗性うつ病患者は，シャムを受けた場合と比べて，反応率が約3倍，寛解率が約5倍高いことが示されている．また，rTMS治療は，抗うつ薬に併用しても，rTMS治療を単独で実施してもそれぞれ有効であることが実証されている．また，最近のネットワーク・メタ解析研究では，従来の高頻度左DLPFC-rTMSと低頻度右DLPFC-rTMSを含む8つのrTMS療法とシャム刺激の効果を比較しており，同研究でも高頻度左DLPFC-rTMSと低頻度右DLPFC-rTMSは，シャム刺激よりも有効性が有意に高いことが示された．

　うつ病に対するrTMS標準治療で用いる最適な刺激強度としては，RMTの120%の強度が推奨されている．本邦ではまだ未承認ではあるが，最近，FDAは標準治療の左DLPFCに対する高頻度10 Hz-rTMSのトレイン間隔を11秒に短縮することを承認し，1セッションあたりの治療時間を19分に短縮できるようになった．一方，うつ病に対する低頻度右DLPFC-rTMSは小規模から中規模の臨床試験しかなく，大規模な多施設共同無作為化試験はまだ行われていない．低頻度右DLPFC-rTMSに関するメタ解析研究では，パルス数が多いほど良好な転帰が得られる可能性が

高いという結果が示されている．また，低頻度右 DLPFC-rTMS は高頻度
左 DLPFC-rTMS と比べ，痛みに関する忍容性が高く，けいれん誘発のリ
スクが低いため安全性が高いというメリットがある．

5. リアルワールドにおける rTMS の治療成績

　実際の臨床現場で治療を受けた患者における rTMS 療法の治療結果を記
述した研究がいくつかあり，初期の研究では標準的な通常診療の枠組で
rTMS を受けた 100 人の患者における反応率は約 50％であった．また，
さまざまな臨床試験に参加した 1,100 人以上の患者サンプルを対象にする
と反応率は 45％をわずかに超えていた．最近の英国の研究では，73 人の
患者サンプルで約 40％の反応率がみられた．日常的な通常臨床の一環と
して心理療法との併用で rTMS 療法を受けたうつ病患者では，66％の反応
率を示した．これらの結果を総合すると，リアルワールドの臨床現場でみ
られる rTMS 療法の反応率は，臨床研究でみられるものとほぼ同等であ
り，特段劣っていない可能性が示唆されている．

6. rTMS 治療器の違いによる影響について

　近年，米国 FDA は複数の異なるメーカーが製造した rTMS 治療器を，
Neuronetics 社が製造している rTMS 治療器（NeuroStar® TMS 治療器）
と実質的に同等な医療機器と判断して承認している．しかし，TMS コイル
の形状や構成は治療器ごとに異なり，パルス幅などの刺激パラメータも
TMS 装置によって微妙に異なる．現在までに標準的な rTMS 治療器の間
で臨床効果に実質的な差異があるかどうかについては，非常に限られた研
究しか行われていない．このような研究で初期のものに Magstim 装置で
治療を受けた 113 名のうつ病患者と NeuroStar 装置で治療を受けたうつ
病患者 41 名のオープンラベル・スタディ間で，臨床効果をレトロスペク
ティブに比較検討した研究があり，臨床効果に関して 2 つの治療器の間に
明らかな違いはみられなかった．また別のオープンラベル非ランダム化試
験では，通常臨床で rTMS 治療を受けた 247 人のうつ病患者を対象に，
Magventure 装置と NeuroStar 装置による治療反応の違いを比較検討し
ており，同研究では Magventure 装置で治療を受けた患者群の方が Neu-

JCOPY 498-22938

roStar 装置によるものより治療成績が良かった．しかし，現段階では
TMS 装置の種類の違いによる有効性の差異についてランダム化単盲検並
行群間比較試験によって検証されていないため，今後より体系的な研究が
必要である．

7. rTMS と薬物療法の併用について

　rTMS と薬物療法の併用による治療反応を調べた研究では，抗精神病薬
の併用は治療反応に有意な変化をもたらさなかったが，抗うつ薬の併用は
rTMS のみの治療よりも，より高い治療反応率（抗うつ薬有 47.8%：抗う
つ薬無 36.6%）を示した．また気分安定薬に関してもその併用はより高い
治療反応率（気分安定薬有 52.7%：気分安定薬無 43.8%）をもたらした．
また，最近のメタ解析研究では，rTMS は薬物療法の併用の有無に関係な
く有効な治療法であることが示されている一方で，抗うつ薬の併用は，併
用していない場合と比べて，最終的にはより効果的な抗うつ効果を発揮す
る可能性が示唆されている．同研究は，抗うつ薬の併用による有害な影響
はないことを明確に示しているが，ベンゾジアゼピン系薬剤の場合は少し
異なる可能性があるとしている．rTMS の 6 週間の急性期治療を受けた
181 人の患者の転帰を調べた研究では，ベンゾジアゼピン系薬剤の使用は
全般的な臨床症状改善度の低さと，治療 2 週目の改善度の低さに関連する
ことを示した．また，うつ病患者を対象とした大規模臨床試験における 10
Hz-rTMS と間欠性 TBS の治療反応パターンを分析した別の研究では，低
用量のベンゾジアゼピンの使用は「迅速な反応」グループに入る可能性が
低くなり，むしろ「無反応」グループに入る可能性が高くなるという結果
を示した．よって，これらの知見を総合すると，TMS 療法に対する抗うつ
薬の併用は良好な治療反応を予測する因子になりうるが，ベンゾジアゼピ
ン系薬剤の併用については大きな懸念がある．これまでの多くの rTMS 臨
床研究では，ベンゾジアゼピン系薬剤を使用している患者を除外していな
いが，今後の TMS 療法の実践としては，可能であれば，TMS 療法期間中
はベンゾジアゼピン系薬剤の併用は避けた方が良いと考えられる．

8. 患者の選択に関する検討事項と推奨事項

rTMS は治療抵抗性うつ病の患者に有効な治療法であるが，以下の点に留意する必要がある．rTMS はこれまでの臨床研究結果からは，単極性うつ病または双極性うつ病の患者に有効性を認めている．ただし，現在，保険適用となっている rTMS 治療は治療抵抗性うつ病のみである．治療抵抗性うつ病に関しては，高齢者に対しても適用があり有効であると考えられている．一方，小児および青年期のうつ病に関しては，まだ研究段階にあるため，実地での臨床応用は現段階では控えるべきである．妊娠中および産後うつ病においても rTMS 療法の安全性と有効性を示すエビデンスは出てきているが，妊産婦のうつ病患者への rTMS は現段階では限定された使用に留めるべきである．ちなみに，これらの患者群に対する rTMS は本邦では保険適用にはなっていない．また，不安障害を併発しているうつ病患者に関して，rTMS 療法は不安症状を軽減できる可能性がある．しかし，精神病症状を伴ううつ病患者に関しては，rTMS の有効性がまだ十分確認されていないため，現段階ではそのような対象には rTMS の使用を控えるべきである．また，rTMS は，抗うつ薬，抗精神病薬，気分安定薬を内服している患者においても，無投薬の患者においても，抗うつ効果を発揮しうる．ただし，ベンゾジアゼピン系薬剤の使用に関してはできるだけ控えることが望ましい．

9. TMS 療法のスケジューリングについて

rTMS の治療頻度とその有効性との関係について調べた先行研究によると，週 3 回の治療を行うことで，従来の週 5 回の治療と同等の抗うつ効果が得られるが，抗うつ効果の発現には時間がかかる可能性がある．したがって，週 5 回の rTMS の実施と受療が可能であればそれに越したことはない．一方，より短い治療期間で抗うつ効果を得るためのアプローチとしては，1 日 2 回の TMS 療法を実施する方法と限られた日数の間に複数回の TMS 療法セッションを集中的に行う方法（アクセレレート TMS 療法）とがある．

JCOPY 498-22938

10. 再発予防のための TMS 療法戦略

　急性期の TMS 療法の治療コースは，通常 20～30 回のセッションを，平日に 1 日 1 回，4～6 週間かけて多くは外来で実施する．これまでの臨床研究やリアルワールド研究では，26～28 セッションで最大の抗うつ効果が得られると報告されている．一般的には TMS 療法を 20 セッション実施して，治療の反応の是非を判断することが多い．もし 20 セッションを実施した時点でうつ症状の改善がみられ，かつまだ寛解に至っていない場合には，残りの 10 セッションを実施することが望ましい．他方，治療抵抗性うつ病患者の左 DLPFC に高頻度 rTMS を 6 週間実施し，抗うつ効果が得られなかった症例に対して，さらに 6 週間の rTMS を追加したオープンラベル試験があり，同研究では結果的に 26％ が反応し，11％ が寛解したことから，6 週間以上の rTMS 療法を行うことを支持するエビデンスも徐々に得られている．しかし，本結果はランダム化二重盲検対照比較試験ではまだ実証されていない．また，うつ病の DMPFC に対する rTMS 臨床研究で得られたデータをサブ解析した研究では，TMS 療法を 10 セッション実施した時点におけるうつ症状の改善が 20％ 未満であった被験者では，急性期 TMS 療法終了時点での治療効果に関して，約 80％ の精度で正しく無反応と予測できた．このような治療反応予測に関する研究は，今後，初回の急性期 TMS 療法が成功しなかった際に，別の刺激部位や別の刺激方法による治療を検討するための判断材料になるだろう．

11. TMS 療法の持続効果について

　現在，急性期 rTMS 療法終了後，治療反応を持続させる最も効果的な方法はまだ十分わかっていない．実際，rTMS の臨床効果の持続期間に関するメタ解析研究では，急性期 rTMS 療法に反応した患者群のうち，3 ヵ月後に約 67％（再発率は 33％），6 ヵ月後に約 53％（再発率 47％），1 年後に約 46％（再発率 54％）が反応を維持していた．リアルワールド研究では，2 ヵ月後に 75％（再発率 25％），3 ヵ月後に 60％（再発率 40％），4 ヵ月後に 43％（再発率 57％），6 ヵ月後に 23％（再発率 77％）が反応を維持していた．

　急性期の rTMS 療法奏功後に再発を認めた場合には，急性期 rTMS 療法

第4章　TMS 療法の実際

で用いた治療プロトコルで再度治療を行うと効果を認めることが多い。再発後の rTMS 療法の再導入の効果を評価した最初の研究では，うつ症状の再発を示した被験者の約 84％においてうつ症状の改善を認めた。初回の rTMS 再導入までの平均日数は 109（±5）日，平均セッション数は 14（± 9）回であった。別の研究では 52 週間の追跡終了時点で 63％の患者が rTMS 終了後も反応を維持していたと報告している。同研究では，rTMS 終了後 1 ヵ月目以降，36％の患者が rTMS 療法の再導入を受け，rTMS 療法の平均治療日数は 16 日であった。

12. メンテナンス rTMS による再発予防

　これまでの rTMS 臨床研究の大部分は，うつ病の急性期における rTMS 療法の有効性の検証と確立に焦点を当てていたため，維持期治療としての rTMS 療法に関しては，治療指針となるようなエビデンスはまだ十分確立されていない状況にある。特にうつ病の再発予防の観点からは，メンテナンス rTMS の実践に関する指針となるエビデンスを確立することが急務である。これまで実施されてきたオープンラベル試験では，大部分の患者がメンテナンス rTMS によって中程度から顕著なレベルでの抗うつ効果を維持しており，その持続期間は，症例によっては，3 ヵ月間から最長で 8 年もの間，寛解を維持していた。また，治療抵抗性うつ病に対する 6 週間の急性期 rTMS 療法後にメンテナンス rTMS を計 15 回 20 週間かけて徐々にセッション頻度を下げて実施したランダム化対照比較維持治療試験では，メンテナンス rTMS を実施した群では再発率が 38％であったのに対し，メンテナンス rTMS を実施しなかった群では再発率が 82％と高かった。

　さらに，ランダム化二重盲検対照比較維持治療試験にてメンテナンス rTMS の有効性を評価した別の先行研究があり，同研究では，まず 58 名の治療抵抗性うつ病患者がオープンラベル試験で 1 ヵ月間の急性期 rTMS 療法を受け，同治療に反応した 35 名の患者が，その後 11 ヵ月間，左 DLPFC に対する高頻度 rTMS 療法を実刺激群と偽刺激群に無作為に割り付けてメンテナンス rTMS による維持期治療を行った。同研究では治療セッション頻度を徐々に減らしていくデザインであった。治療反応を示した 35 名の患者のうち，17 名が維持期治療に参加し，無作為に割り付けら

JCOPY 498-22938

れた．HAM-D スコアに関して，実刺激群は偽刺激群と比べ，1ヵ月目から4ヵ月目までは有意な改善を示したが，それ以降の期間では両群間に有意差は認められなくなった．よって，本研究結果からは，維持期治療としてのメンテナンス rTMS は，急性期 rTMS 療法に反応したうつ病患者の再発防止の新たな治療戦略になり得る可能性があるが，その実施頻度については今後最適化していく必要がある．

　別のパイロット・フィージビリティ研究では，治療抵抗性うつ病 67 名に対して 6 週間の急性期 rTMS 療法を実施し，改善を認めた患者 49 名を対象に維持期治療として月 1 回のメンテナンス rTMS を実施する群と観察のみを行う群に無作為に分けて，12ヵ月後の結果を検証した．本研究では全ての患者が抗うつ薬を内服しておらず，再燃再発を認めた場合にはいつでも rTMS を再導入できるプロトコルとした．試験終了時点における臨床指標はいずれにおいても有意な群間差を認めなかったが，最初の rTMS 再導入までの期間は，メンテナンス rTMS 実施群では 91±66 日，観察群では 77±52 日であり，傾向としては，メンテナンス rTMS 実施群の方が，観察群と比べ，再燃再発までの期間が長くなる可能性が示唆された．よって，治療抵抗性うつ病患者に対して，急性期 rTMS 療法奏功後に抗うつ薬の内服がなくとも，定期的なメンテナンス rTMS により，反応・寛解状態を維持することは，場合によっては可能であると考えられた．また rTMSに反応した患者は，その後再燃しても rTMS の再導入により再び反応する可能性が高いことが示された．

　また，別の研究では，治療抵抗性うつ病患者に対して，rTMS 療法（25名），ベンラファキシンによる抗うつ薬治療（22 名），両治療法の併用（19名）による治療効果を比較検証した 3 群間非盲検試験において反応を示した 66 名の患者（そのうち 45 名が寛解者）に対して，その後 12ヵ月間に亘って，急性期と同じ内容の維持期治療を実施し，その効果を検証した．維持期に rTMS 療法を継続する群（メンテナンス rTMS 群および併用群）は，最初の 1ヵ月間は週 2 回，その後の 2ヵ月間は週 1 回，残りの 9ヵ月間は 2 週間に 1 回の頻度でメンテナンス rTMS が実施された．ベンラファキシン内服を継続する群（ベンラファキシン群および併用群）に関しては，急性期治療で反応を示した用量（150 または 225 mg/日）をそのまま維持した．12ヵ月間の追跡調査の結果，寛解者の割合は 3 群間で有意な差はなかった．再発しなかった患者の割合も 3 群間で有意な差がなかった（メン

テナンスrTMS群40%，ベンラファキシン群45%，併用群37%）．よって，本研究では3つの維持期治療は，治療抵抗性うつ病患者の再燃防止と寛解維持にほぼ同様の効果を示した．

　しかしながら，現実的には医療機関へのアクセシビリティとコストの観点からメンテナンスrTMSを長期間継続することは多くのケースで難しいと考えられるため，今後の新たな治療指針の構築に向けて，種々の治療法の再発予防戦略をより厳密に比較検証するために，リアルワールド研究を含め，十分な統計学的検出力を持った多施設共同研究が必要である．

13. うつ病の再燃・再発時の rTMS 再導入について

　うつ病の急性期rTMS療法後の再燃・再発に対するrTMSの再導入に関するシステマティックな臨床研究の数は限られているが，それらの先行研究は全てうつ病の再燃・再発に対するrTMSの再導入の有効性を支持している．また，rTMS療法をうつ病に対する治療選択肢として通常臨床として実施している施設では，急性期rTMS療法に反応したうつ病患者がその後再燃・再発した際にrTMSの再導入を検討することは一般的になってきている．rTMSの再導入に関する代表的な臨床研究では，急性期のrTMS療法が奏功したうつ病患者99名に対して24週間の経過観察を行い，その間に症状が悪化（2週間連続でCGI-Sスケールで1点以上の悪化）した患者38名（約38%）に対してrTMSの再導入を行い，再発の有無を主要評価項目とした．ちなみに，経過観察中にうつ病の再発を認めた症例は99名中10名（約10%）であった．rTMSの再導入の結果，38名中32名（約84%）の患者が症状の改善を認め，rTMS再導入に関する安全性と忍容性は急性期におけるrTMS療法と同様であった．したがって，急性期rTMSの治療効果は一定期間持続するだけでなく，その間に再燃・再発した場合であってもrTMSを再導入することによって，うつ症状の改善を再度達成できる可能性が示されている．

JCOPY 498-22938

14. rTMS 臨床でよくある質問

▶刺激強度

rTMS の刺激強度は通常，個々の患者の安静運動閾値 RMT をベースに決める．標準的な刺激強度は 120%RMT に設定することが多いが，患者の痛みに対する忍容性の問題がある場合には，刺激強度を 80〜90%RMT にすることもある．刺激強度に関して，100%以上の RMT であれば治療の有効性は担保される可能性は十分あるが，100%未満にしないと刺激に耐えられない場合には，右 DLPFC に対する低頻度 rTMS への切り換えなどを検討するべきである．

▶刺激パルス数

これまでの研究で，各治療セッションで投与される合計パルス数は徐々に増加してきているが，まだ最適な刺激パルス数は分かっていない．ただし，標準的な高頻度 rTMS では 1 回あたり 3,000 パルスが使用されており，最近の研究では 1 回あたりの刺激パルス数がより多い方がより良い治療効果を得やすいと言われている．しかし，刺激パルス数と治療効果との関係は，治療プロトコルや疾患特性および個人差の影響も関係してくるため，単純に刺激パルス数を増やせば，そのまま治療効果が上がるとは限らない．

▶TMS 療法の治療期間

これまでの臨床研究の積み重ねで TMS 療法の治療介入期間は当初の 2 週間から現在の標準プロトコルで用いられている 6 週間程度にまで治療期間は長くなってきている．現在，平均的な介入期間は 4〜6 週間となっており，最低限の rTMS 療法の治療期間としては 4 週間が妥当であると考えられている．また 4 週間の治療介入を行った時点で，治療反応の有無を判定し，うつ症状が改善している場合には，さらに 2 週間 rTMS 療法を継続し，治療が無効であった場合には，その時点で rTMS 療法を中止するか，治療内容を右 DLPFC に対する低頻度刺激などに変更することなどを検討する．他方，6 週間の急性期 rTMS 療法後にも治療効果は残存し，持続することが知られている．また，先行研究では，治療期間が長くなるほど，

奏功率（反応率や寛解率）が高くなることが知られている．ただし，現時点ではどれくらいの長さの治療期間が最適なのかという明確な答えはない．

▶初回急性期治療コースの rTMS 療法に反応しない場合の対応

初回治療コースに反応しなかった場合，その後に別の形式の rTMS プロトコルを試みる価値があるかどうかは，現時点では研究数が少なく，一定の結論は出せない状況にある．その背景には，初回治療に反応しなかった場合，その後に別の形式の rTMS 療法を実施してもほとんど反応しない可能性があり，また，そのまま同じ形式の rTMS 療法を継続することで遅延性に治療反応を示す可能性もあるからである．ただし，著者の経験上，標準的な急性期 rTMS 療法コースを実施しても良好な治療効果が得られないケースというのは，主に 2 つの理由が考えられる．1 つ目は，治療抵抗性うつ病の治療抵抗性や重症度が極めて高いケースであり，2 つ目は，そもそもの診断がうつ病圏ではない可能性が考えられるケースである．ただし，前者の場合には，一般的に入院治療が優先されるため，通常の TMS 専門外来を患者自身が訪れる可能性は非常に低い．またそのような難治性あるいは重症のうつ病患者は他院から直接 TMS 専門外来に紹介されることもあまりない．よって，rTMS 臨床では後者に該当するケースが実際には多い．その場合には，もう一度診断の見直しを行い，心理社会的要因による影響が大きいと考えられるケースには，カウンセリング治療や認知行動療法をはじめとした心理療法の導入を検討する必要がある．

▶ニューロナビゲーションによる刺激部位同定の是非

TMS の刺激部位を精密に同定する MRI ガイド下ニューロナビゲーションを用いたアプローチは，これまでの研究では治療成績を大きく改善させる可能性があると報告しているが，まだ研究数が少なく，ニューロナビゲーションシステムを導入することの経済的コストや技術面でのロジスティクス上の問題があるため，臨床現場での導入やその運用面での実行可能性は現時点では低いと考えられる．

JCOPY 498-22938

参考文献

1) Fitzgerald PB. An update on the clinical use of repetitive transcranial magnetic stimulation in the treatment of depression. J Affect Disord. 2020; 1; 276: 90-103.
2) Trevizol AP, Blumberger DM. An update on repetitive transcranial magnetic stimulation for the treatment of major depressive disorder. Clin Pharmacol Ther. 2019; 106: 747-62.
3) Rossi S, Antal A, Bestmann S, et al. basis of this article began with a Consensus Statement from the IFCN Workshop on "Present, Future of TMS: Safety, Ethical Guidelines", Siena, October 17-20, 2018. Safety and recommendations for TMS use in healthy subjects and patient populations, with updates on training, ethical and regulatory issues: Expert Guidelines. Clin Neurophysiol. 2021; 132: 269-306.
4) George MS, Taylor JJ, Short EB. The expanding evidence base for rTMS treatment of depression. Curr Opin Psychiatry. 2013; 26: 13-8.

第4章　TMS療法の実際

第 5 章

TMS 療法の応用編

Point

①TMS 療法にはさまざまなプロトコルがあり，その内容も日々進化していることを知る．

②TMS コイルにも色々な種類があり，医工連携により今後さらなる進化を遂げる可能性がある．

③TMS 療法では MRI ニューロナビゲーションを用いた刺激部位の同定が理想だが，Beam F3 法によるターゲティング法でも良い治療効果を期待できる．

④今後は個々人の fMRI データから特定部位の機能的結合性を算出し，それを指標に個別化ニューロナビゲーションしていくアプローチが限定的に臨床応用されていく可能性がある．

1. 標準 TMS 療法以外の新型 TMS プロトコル

　TMS 療法の有効性を高めるためのアプローチは，これまでの臨床研究でいくつか考案されてきている．具体的には，①高頻度左 DLPFC 刺激と低頻度右 DLPFC 刺激を組み合わせて両側の DLPFC に連続的（低頻度右 DLPFC⇒高頻度左 DLPFC）に rTMS を行う方法，②MRI ニューロナビゲーションを用いた標的部位の精緻化，③より深く，より広く，あるいは，より限局的に刺激を行うための特殊コイルの使用，④シータバースト刺激（TBS）やプライミング TMS（priming TMS: pTMS）などの新しい刺激パターン・プロトコルの応用，⑤DLPFC 以外の皮質領域をターゲットにした刺激アプローチ，⑥治療反応の臨床的予測因子を特定することによる

リクルート・エンリッチメントを行うこと，などがあげられる．

うつ病の左 DLPFC の活動低下と右 DLPFC の活動亢進がうつ症状に関与しているという PFC の非対称性仮説に基づき，高頻度左 DLPFC および低頻度右 DLPFC を同一セッションで行う，連続的な両側 DLPFC-rTMS が実施されてきている．同仮説は，これまでの神経画像研究や神経生理学研究により支持されてきている．よって，両側 DLPFC-rTMS は，うつ病の病態生理に関与している左 DLPFC と右 DLPFC の両部位を同一セッションで刺激するため，治療反応のバラつきを低減できる可能性がある．ちなみに，最近のネットワーク・メタアナリシスでは，両側 DLPFC-rTMS がプラセボシャム刺激よりも優れていることを示しており，さらに，両側 DLPFC-rTMS は，高頻度左 DLPFC 刺激のみの治療よりも強力な抗うつ効果を発揮する可能性を示している[1]．

2. TMS コイルの種類の違いによる影響

TMS 療法で標的部位の皮質ニューロンを刺激する際に，頭皮や頭蓋骨を貫通する電磁場の深さ・方向・焦点性は，使用するコイルのサイズや形状に依存する．現在までにさまざまなタイプの刺激コイルが開発されてきており，それぞれが異なる磁場パターンを生成し，標的となる皮質に対してそれぞれ異なる深さや広がりをもった刺激をもたらす．

TMS コイルとして最初に開発されたデザインは円形コイルだったが，同コイルは二次的に誘導される電場は広いものの，現在標準的な 8 の字コイルと比べ，刺激深度が浅く，焦点性も低いという限界があった．そういう経緯もあって，近年うつ病に対する TMS 療法で用いる標準的なコイルは，平らな 8 の字コイルが主流となっている．ちなみに，この 8 の字コイルは上野照剛先生（元九州大学教授・東京大学名誉教授）が 1988 年に世界で最初に開発した．8 の字コイルは，コイルが交わる部分に最大の磁場（1.5〜2 T）を形成し，コイル中心直下の皮質領域約 $2\ cm^2$ に約 1.5 cm の深さまで，神経発火に有効な微弱な電流を誘導することができる[4]．

▶ダブルコーン・コイル（バタフライコイル） 図1

これまでの神経画像研究から，うつ病の病態生理には，DLPFC・DMPFC・腹内側前頭前野（ventromedial prefrontal cortex: VMPFC）・

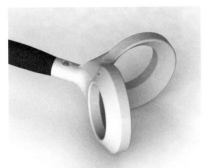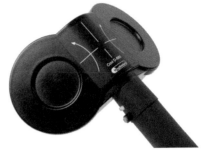

図1 ダブルコーン・コイルとバタフライコイル

扁桃体・海馬・ACC などの大規模な皮質辺縁系ネットワークが関与していることが示されている．具体的には，うつ病では健常コントロール群と比べ，VMPFC の活動が高く，DLPFC の活動が異常に低いことが報告されている．また，うつ病では，実行制御・記憶・葛藤のモニター・リスクと報酬処理に関わる複数の神経ネットワークの結節部位である mPFC の機能が低下していることも報告されている．よって，DLPFC 以外の VMPFC をはじめとした脳領域を刺激するためには，より深い脳部位を刺激する必要があり，そのためには TMS の新たな刺激方法を開発する必要がある．VMPFC は，両半球の mPFC の腹側部分と OFC の約 1/3 の内側部分を含む領域であり，VMPFC の投射先には，情動に関連した内臓自律神経機能を司る視床下部や橋周辺灰白部，報酬や動機付けに関連する腹側線条体などが含まれる．実際，うつ病の DMPFC を治療ターゲットとした両側間欠性 TBS と両側高頻度 rTMS の有効性を比較検証した先行研究では，両プロトコルともに反応率・寛解率に有意差なくうつ症状を改善させ，DMPFC に対する TMS 療法も臨床的に有用である可能性が示されている．DLPFC と DMPFC では，それぞれ関連するネットワークが重複していることから，この 2 つのアプローチは，異なる結節部位を介しているものの，同じネットワークを神経修飾にしている可能性がある．ACC は，自律神経調節機能や報酬予測・意思決定・情動をはじめとした認知機能に関わっている．特にうつ病では dACC および sgACC の安静時活動が亢進しており，うつ症状の改善に伴いこれらの ACC 部位の異常活性が部分的に正常化することから，ACC はうつ病に対する TMS 療法の潜在的なターゲット部位になると考えられている[7]．

JCOPY 498-22938

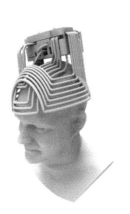
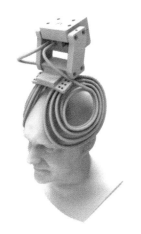
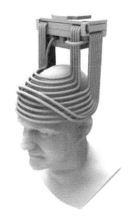

H1-Coil
for Major Depressive
Disorder (MDD)

H7-Coil
for Obsessive-Compulsive
Disorder (OCD)

H4-Coil
for Smoking
Cessation

図2 deep TMS 用の各種 H コイル

　ダブルコーン・コイルやバタフライコイルは，基本型は 8 の字型のコイルデザインだが，コイルウィングをより閉じた角度にすることで，焦点性を失うことなく，より深い脳部位を刺激できるような構造になっている 図1．ダブルコーン・コイルは，焦点性を維持しつつ，有効な刺激深度を 2 cm 程度まで深めることができる．よって，これらの特殊コイルは，mPFC を部分的にターゲットにすることができる．DMPFC を標的とした rTMS 研究では，PET 計測にて dACC や sgACC などの深部領域の活動性を間接的に調節できる可能性を示している[4]．

▶H コイル（deep TMS）図2

　現在，臨床的に利用可能なコイルで，脳深部を実質的に幅広く刺激できるコイルは H コイル（Brainsway 社製）を用いた深部 rTMS (deep TMS: dTMS) である．dTMS を実装するための H コイルは，従来の 8 の字コイルと比べ，かなり複雑な巻線構造を示し，対象疾患に応じて複数のタイプの H コイルが存在する．ヘルメット型の H コイルは，頭皮から約 2.5 cm 以上の深さまで刺激することができると言われているが，電磁気学的な性質上，H コイルは刺激深度を追求することにより，焦点性を犠牲にせざるを得ないという限界も併せ持っている．よって，H コイルの場合，大脳皮

質に誘導される電流の方向が複雑となり，電流分布も広範に及ぶため，想定している標的部位以外の脳領域も刺激してしまう可能性が高く，けいれん誘発のリスクは他のコイルと比べると相対的に高くなる可能性がある[4]．

特に H1 コイルは，両側の DLPFC をターゲットとしており，その中でも特に左 DLPFC をより強く刺激するコイル配線構造になっている．

うつ病に対する H1 コイル-dTMS の有効性は，Levkovitz らが実施した大規模ランダム化対照比較試験によって最初に証明された[2]．同試験では 212 名のうつ病患者に対して 4 週間に亘り，アクティブ刺激あるいはプラセボシャム刺激による dTMS 療法を実施し，その後は隔週間隔で計 12 週間 dTMS 療法を行った．刺激パラメータは，刺激強度 120%RMT・刺激周波数 18 Hz・刺激トレイン 2 秒・トレイン間隔 20 秒・1,980 パルス/セッションであった．Per protocol 解析ではアクティブ刺激群とシャム刺激群の間に有意差を認め，dTMS の有効性が確認された．また，維持期においても dTMS の臨床効果は持続した．その他にも，双極性うつ病に対する dTMS の有用性検証試験も実施されており，急性期治療として 50 名の双極性うつ病患者に対して dTMS を実施し，その有効性が実証されている．また，Kaster らが実施した老年期うつ病に対する H1 コイル-dTMS 臨床研究でもその有効性が証明されている[3]．同試験では，刺激強度 120%RMT・刺激周波数 18 Hz・刺激トレイン 2 秒・トレイン間隔 20 秒・6,012 パルス/セッションの刺激パラメータを用いた．

最近のメタ解析研究による dTMS と標準的な rTMS の有効性に関する比較では，dTMS の方が標準 rTMS よりも良い結果をもたらす可能性があることが示されたが，同メタ解析では非常に限定的な研究しか含まれていないため，現段階では，標準的な rTMS と比較した際の dTMS の相対的な位置付けは依然として不明である．特に標準的な rTMS に反応しなかったうつ病患者に dTMS を実施することで治療反応性を高めることができるかどうかの検証が必要である．

3. TMS の刺激部位同定のためのニューロナビゲーション

近年は，ニューロナビゲーション技術の進歩や普及により，TMS のターゲティング方法の改善・開発に大きな関心が寄せられている．標的とする皮質領域に最適な刺激を与えるには，コイルの位置や角度と頭部に対する

JCOPY 498-22938

向きが重要である.

　DLPFC をターゲットにした初期の研究では，M1 ホットスポットから 5 cm 前方を DLPFC と定義する古典的な「5 cm ルール」が用いられていた．しかし，残念なことに，神経解剖学的な個人差があるため，5 cm ルールでは，かなりの割合の患者において，DLPFC 部位ではなく，運動前野を刺激することになり，このことが，うつ病に対する初期の rTMS 研究の治療成績が相対的に芳しくなかった原因の1つになっていた可能性がある.

　そこで，脳神経外科や神経放射線科領域で用いられているニューロナビゲーション技術を TMS 領域に転用し，同システムと専用のソフトウェアを個々人の MRI 構造データと一緒に使用することで，コイルの位置や向き，および被験者の頭部に対するコイルの配置をリアルタイムで把握することができるようになった．実際，脳 MRI 構造画像を用いた刺激部位のニューロナビゲーション・ターゲティング法でうつ病患者に対する rTMS の治療成績が改善するかどうかを Fitzgerald らが最初に直接検証しており，同臨床試験では，ニューロナビゲーションで刺激部位を同定して実施した rTMS の方が，5 cm ルールで実施した rTMS よりも治療成績が良いことが示された．同研究では，複数の神経画像研究の分析結果から DLPFC の刺激部位の座標を定義し，その標準化された座標を所定の治療ターゲット部位としてニューロナビゲーションを用いて同定し，刺激を行った.

　最近は DLPFC 上の刺激部位の精度を向上させるだけでなく，fMRI による機能的イメージング画像データを用いる方法も考案されてきている．rs-fMRI ネットワーク内の他のノードとの機能的結合性の変化と密接に関連した DLPFC 内の局所的ターゲットを刺激部位として用いることの有用性が少しずつ明らかになってきている．つまり，これまでの個々の患者の構造的脳 MRI データに基づいた定位的なニューロナビゲーション方法から機能的脳 MRI（rs-fMRI）データを用いて，特定の機能的結合性をターゲットにした刺激方法に一部シフトしてきている 図3 ．rs-fMRI を応用したニューロナビゲーションには，グループレベルで算出した特定の機能的結合性を個人の MRI データに合わせてターゲティングする方法と，個人レベルの機能的結合性を算出して，それに合わせてターゲティングする方法とがあるが，後者のアプローチは都度個別に処理を行わなければならず手間がかかるという問題がある．最近，特に注目されているアプローチは，

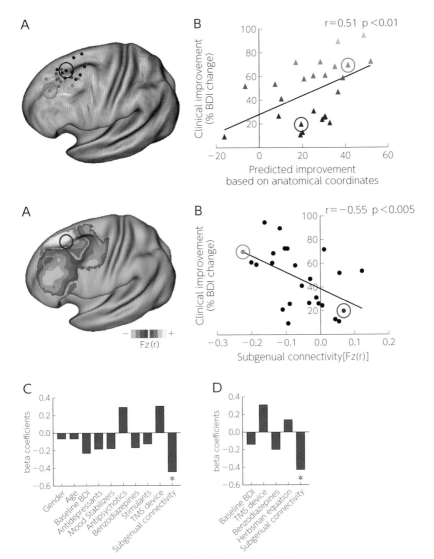

図3 DLPFC 上の TMS ターゲット部位と抗うつ効果の関係
(Weigand A, et al. Biol Psychiatry. 2018; 84: 28-37[8])

　Fox らが発表した個々人の rs-fMRI データから sgACC と DLPFC の機能
的結合性を算出し，同結合性の反相関の値が最大化する DLPFC 部位を治
療ターゲットとする方法である．このアプローチが有効である可能性を示
す根拠は，これまでのうつ病患者を対象とした rTMS 研究のベースライン
rs-fMRI データから，同機能的結合性の反相関の値が高い DLPFC 部位を

JCOPY 498-22938

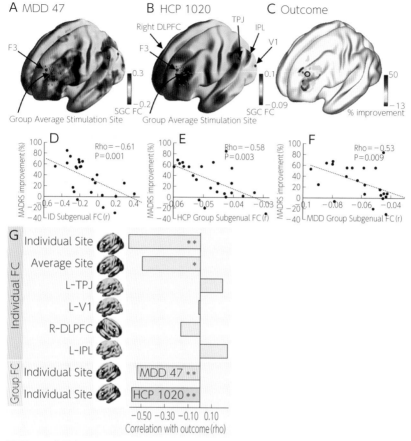

図4 うつ病独立コホートおよびヒューマン・コネクトーム・プロジェクトデータを授用した sgACC-DLPFC の機能的結合性による TMS 療法の治療反応予測の妥当性検証と個別化評価

(Cash RFH, et al. Biol Psychiatry. 2019; 86: e5-e7[10])

刺激した症例ほど，より強い抗うつ効果を示したという分析結果に基づく **図4**．上記所見は Weigand らによる前向き検証試験[8]と Cash らの独立したグループによる2回目の再現性検証試験[10]により確認されている．

しかし，rs-fMRI の機能的結合性を指標にするターゲティング法の煩雑さや個々のレベルでの MRI スキャンで正確なターゲティングが可能かどうかといった懸念がまだあるため，これらのアプローチを臨床現場で実際に応用するには，その実行可能性と妥当性検証の観点からさらなる研究が

必要である．そこで，MRI 画像に基づく正確で信頼性の高いターゲティングアプローチを実施できない場合には，EEG 法に基づく F3 電極部位を代用した刺激位置の特定は，個々人の頭の大きさのばらつきを考慮に入れることができるため，古典的な「5 cm ルール」による同定法よりも，より正確な方法となる．特に Beam F3 法は，頭皮上の計測値を専用のフリーソフトに入力することで，F3 EEG に相当する座標を自動計算してくれる[5]．Beam F3 法は，手動で配置した EEG キャップに基づく F3 電極部位の位置よりもわずかに前方の部位にはなるが，先行研究によりその再現性が確認されている[6]．

ここまで TMS 療法のニューロナビゲーションや刺激部位のターゲティング法について触れてきたが，近年，TMS 療法の応用編として DLPFC 部位以外を刺激ターゲットとしたプロトコルがいくつか考案されてきている．その際には M1 や DLPFC のような比較的同定しやすいターゲティング法がまだ確立していないため，原則ニューロナビゲーションが必要になってくる．例えば，上述したように，うつ病に対する TMS 療法のより新しいターゲット部位として，DMPFC 領域が注目されている．うつ病患者の DMPFC に対して，Bakker らは高頻度 10 Hz-rTMS と iTBS を用いた大規模な比較試験を行い，それらのプロトコルが実質的な抗うつ効果をもたらすことを示した[9]．

また，うつ病では ACC が過活動状態になっているが，外側 OFC（LOFC）は ACC に神経投射しており，うつ病では LOCF と ACC の間の機能的結合性が増加していると考えられている．よって，LOFC を標的とした低頻度 rTMS は，間接的に ACC の過活動状態を抑制し，うつ病の病態を改善させる可能性がある．特に LOFC-rTMS は，標準的な DLPFC-rTMS に反応しないうつ病患者に対して有望な治療ターゲットになる可能性がある．そこで，抗うつ薬や DMPFC に対する rTMS に反応しなかったうつ病患者に対して，右 LOFC をターゲットに低頻度 1 Hz-rTMS を適用した予備的試験では，37%の患者が反応を示し，忍容性と安全性に関しても特に問題がなかった．

しかし，これらの DMPFC や LOFC などの新たなターゲット部位を対象とした TMS 療法が，従来の DLPFC を対象とした標準的な TMS 療法と比べ有用性や治療メカニズムの観点でどのような違いがあるのかがまだ不明であるため，今後のさらなる研究が必要である．具体的には，TMS 療法

JCOPY 498-22938

の各プロトコルの有用性に関する比較検証試験の実施や，各種生物学的指標に基づいて患者の層別化を行い，それぞれがどのタイプの TMS 療法に最も良く反応するのかを予測するようなアルゴリズムの開発が重要になってくるであろう．

参考文献

1) Mutz J, Vipulananthan V, Carter B, et al. Comparative efficacy and acceptability of non-surgical brain stimulation for the acute treatment of major depressive episodes in adults: systematic review and network meta-analysis. BMJ. 2019; 364: l1079.
2) Levkovitz Y, Isserles M, Padberg F, et al. 2015. Efficacy and safety of deep transcranial magnetic stimulation for major depression: a prospective multicenter randomized controlled trial. World Psychiatry. 2015; 14: 64-73.
3) Kaster TS, Daskalakis ZJ, Noda Y, et al. Efficacy, tolerability, and cognitive effects of deep transcranial magnetic stimulation for late-life depression: a prospective randomized controlled trial. Neuropsychopharmacology. 2018; 43: 2231-8.
4) Deng Z, Lisanby SH, Peterchev AV. Electric field depth-focality tradeoff in transcranial magnetic stimulation: simulation comparison of 50 coil designs. Brain Stimul. 2013; 6: 1-13.
5) Beam W, Borckardt JJ, Reeves ST, et al. An efficient and accurate new method for locating the F3 position for prefrontal TMS applications. Brain Stimul. 2009; 2: 50-4.
6) Nikolin S, D'Souza O, Vulovic V, et al. Comparison of site localization techniques for brain stimulation. J ECT. 2019; 35: 127-32.
7) Downar J, Daskalakis ZJ. New targets for rTMS in depression: a review of convergent evidence. Brain Stimul. 2013; 6: 231-40.
8) Weigand A, Horn A, Caballero R, et al. Prospective Validation that subgenual connectivity predicts antidepressant efficacy of transcranial magnetic stimulation sites. Biol Psychiatry. 2018; 84: 28-37.
9) Bakker N, Shahab S, Giacobbe P, et al. rTMS of the dorsomedial prefrontal cortex for major depression: safety, tolerability, effectiveness, and outcome predictors for 10 Hz versus intermittent theta-burst stimulation. Brain Stimul. 2015; 8: 208-15.
10) Cash RFH, Zalesky A, Thomson RH, et al. Subgenual functional connectivity predicts antidepressant treatment response to transcranial magnetic stimulation: independent validation and evaluation of personalization. Biol Psychiatry. 2019; 86: e5-e7.

第 6 章

ケースシリーズ提示

Point
①TMS 療法導入の判断には，初診時の適切な診断と見立てが重要と
　なってくる．
②TMS 療法も他の治療法と同様，その適用の是非に関する適切な判断
　が重要であり，そのためには一定のトレーニングが必要である．
③TMS 療法は万能な治療法ではないため，個々のケースに応じた適切
　かつ柔軟な治療方針，設定が重要である．
④TMS 療法は本来的には，その道の専門家がその適用を判断し，実践
　していくべき科学的エビデンスに基づいた医療技術である．

※実在の患者様のケースについては個人情報保護の観点から記載せず，実
　臨床でしばしば遭遇するケースについて，フィクションで提示．

1. 保険医療編 図1

Case 1
TMS 療法が著効した治療抵抗性うつ病の中年男性の一例
　　診断：薬物治療抵抗性うつ病
　　年齢/性別：40 歳代/男性
　　中間評価時点で著効

　30 歳代後半より明らかな誘因なく，意欲低下，興味関心の低下，睡眠障
害，集中力の低下などが出現．仕事もままならない状況となったため，近

JCOPY 498-22938

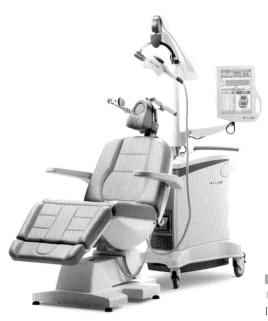

図1 NeuroStar® TMS 治療装置
（Copyright ©TEIJIN PHARMA
LIMITED. All rights Reserved.）

医精神科クリニックを受診し，うつ病と診断され，抗うつ薬が処方された．薬物療法によりうつ症状は多少改善したが，部分反応に留まり，寛解には至らなかった．その後もうつ症状の遷延により，勤務先の会社を休職することが2回あった．40歳代に入り，長引くうつ病を何とかしたいとのことで，TMS療法を希望され，著者が勤める大学病院を紹介受診した．

　初診時の当科診察では，遷延する意欲低下と集中困難，睡眠障害がみられ，薬物治療抵抗性うつ病と判断された．Montgomery Asberg うつ病評価尺度（MADRS）を用いたうつ病重症度評価では，MADRS スコア26点であり，中等症のうつ病であった．またスクリーニング検査の結果，TMS療法の禁忌事項もなかったため，本人に TMS 療法に関する医療情報を説明した上で保険適用の NeuroStar® TMS 治療装置を用いた TMS 療法を6週間かけて外来通院にて実施した．TMS 療法15回終了時点での中間評価では，MADRS スコア18点であり，良好な経過を示した．その後も TMS 療法を計30回まで続けて実施した．終了時点での MADRS スコアは8点であり，TMS 療法による反応および寛解を示した．TMS 療法に伴う明らかな有害事象の発現は見られなかった．数年間に亘るうつ症状が TMS 療法によって初めて軽快・寛解し，その後無事復職を果たした．現在までに

うつ病の再発はなく，順調に経過している．

TMS 療法が部分的に奏功した治療抵抗性うつ病の高齢女性の一例
診断：薬物治療抵抗性うつ病
年齢/性別：70 歳代/女性

　70 歳代前半より意欲低下，軽度の認知機能障害が出現し，しばしば不安を訴え，近くに住む家族を困惑させることがあった．当初は近医内科を受診していたが，年齢による影響とされ，抗不安薬のみ処方されていた．その後，徐々に食欲低下も目立つようになり，体重が 5 kg 程減ってしまった．心配した家族が本人を連れて，精神科が入っている地域の総合病院を受診させ，同院精神科では老年期うつ病と診断された．その頃には，不安症状と希死念慮が前景に立つようになり，抗うつ薬による薬物療法が開始された．数カ月の薬物療法により食欲低下と希死念慮は軽快したが，その他の不安症状や意欲低下はなかなか改善しなかった．そこで家族がうつ病治療について色々と調べていく中で，薬物療法でうつ症状が改善しない場合の新たな治療法として TMS 療法があることを知り，同院精神科から紹介状を持って著者が勤める大学病院を訪れた．
　初診時には軽度の精神運動抑制と抑うつ気分，不安症状，不眠を認めた．認知症の可能性を除外するために頭部 CT 検査，認知機能検査を実施し，明らかな認知症は認めず，当科でも老年期うつ病と診断した．スクリーニング検査にて TMS 療法の禁忌事項もなく，問診上，切迫した希死念慮や，微小妄想をはじめとした精神病症状も認めなかったため，TMS 療法の適用があると判断し，本人と家族に説明の上，保険適用の TMS 療法を実施することにした．TMS 療法開始前の MADRS スコアは 36 点で重症のうつ病と判断された．本人の年齢および体調を考慮し，入院した状況で TMS 療法を実施することにした．TMS 療法 15 回後の中間評価では，MADRS スコア 28 点であり，軽快傾向を示した．TMS 療法 30 回後の終了時点での MADRS スコアは 21 点であり，治療開始前と比べるとうつ症状は大分改善したが，まだ中等症のうつ症状を示していた．TMS 療法によって，特に不眠は改善したが，抑うつ気分と不安感は軽度残存していた．うつ病の軽快により外来通院ができるレベルにまで回復してきたため，一旦退院と

し，以後外来通院による薬物療法を継続することとした．軽度の抑うつ気分は依然として遷延しているものの，その後のうつ病の再燃はなく，安定した経過を辿っている．

2. 臨床研究編 図2

Case 3

TMS療法が著効した治療抵抗性うつ病の高齢男性の一例
診断：薬物治療抵抗性うつ病
年齢/性別：60歳代/男性

50歳代後半に自営業の経営不振を契機に自律神経症状，不眠，不安をはじめとした症状が出現し，近医精神科を受診．同院では適応障害の診断にて，抗不安薬を処方され，経過観察されていた．その後，会社の経営状況は改善し，仕事上の問題は解消された．適応障害に伴う症状も軽快し，同院への通院も一旦中止となった．数年後に本人の妻が大病を患い，闘病生活を経て1年後に他界した．その頃から再び抑うつ症状，不眠，不安，自律神経症状が出現するようになった．そのため，以前かかっていた近医精神科を再び受診した．その際には前回の病歴から妻との死別反応や適応障害を念頭に抗不安薬や睡眠導入剤の投薬にて経過観察されていたが，うつ症状が数カ月以上続き，病状も徐々に悪化していったため，診断をうつ病に切り替え，抗うつ薬を追加投与することにした．しかしながら，抗うつ薬を十分量・十分期間投与してもなかなか症状が改善せず，別の種類の抗うつ薬への変更，2種類の抗うつ薬による併用療法，さらには少量の抗精神病薬追加による増強療法を試みたが，うつ症状は改善しなかった．そこで同院の主治医から，精神科病院への入院による電気けいれん療法（ECT），あるいはTMS療法を勧められ，著者が勤務する大学病院を紹介受診した．

当科初診時，本人は60歳代前半で典型的なうつ病の病像を呈していた．紹介状に基づき，当科入院によるECTも検討したが，初診時のMADRSスコアは24点で中等症レベルのうつ病であり，切迫した希死念慮や精神病症状も認められなかった．そのため，ECT以外の選択肢として当科で実施している臨床研究のTMS療法を受けることもできると説明した．そこ

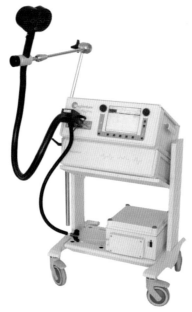

図2 MagPro R30®
(www.magventure.com)

で，本人はECTによる認知機能への副作用を心配し，できればTMS療法を受けたいとの希望があったため，外来通院によるTMS療法を開始した．MADRSスコアは，中間評価時点では15点，最終評価時点では6点となり，TMS療法が著効し，寛解に至った．その後も半年程度，当科にて薬物維持療法にてフォローアップし，うつ病の再発がないことを確認した．当初の目的であったうつ病の寛解治癒を達成し，病状の安定化を確認したため，紹介元の医院に逆紹介した．

Case 4

TMS療法が部分的に奏功した治療抵抗性うつ病の若年女性の一例

診断：薬物治療抵抗性うつ病

年齢/性別：30歳代/女性

　生来明朗快活で精神的な問題はなかったが，30歳代前半で出産後，特に理由もなく情緒不安定，流涙，不眠，気分の落ち込み，希死念慮などが目立つようになった．それらの症状が1カ月以上続いたため，かかりつけの産婦人科から産後うつ病を疑われ，近医精神科を紹介受診した．同院では，

JCOPY 498-22938

産後うつ病として，抗うつ薬による薬物療法が開始された．育児に関しては本人のストレスをできるだけ軽減するために，本人の母親や夫が頻繁に手伝うようになった．薬物療法と家族の援助により，うつ症状は軽度改善したが，抑うつ気分や不眠，意欲低下はなかなか改善しなかった．その後も抗うつ薬を何種類か試し，薬物調整したが，うつ症状は改善せず遷延していた．また，本人としては抗うつ薬をはじめとした精神科薬を内服することで授乳ができないことに関しても強いストレスを感じていた．産後 3 カ月が経過した頃，本人と家族が「薬を使わないうつ病治療に TMS 療法がある」という情報を知人から聞き付け，何カ所かある TMS クリニックなどを調べた上で，最終的に臨床研究として TMS 療法をしっかりと実施している医療機関で治療を受けたいとの希望があり，著者が勤務する大学病院を紹介受診した．

　当科初診時，診断は産後うつ病として相違なく，典型的なケースと考えられたが，念の為，画像検査・血液検査にて，器質性疾患，症候性疾患の可能性を除外し，TMS 療法の臨床研究の組み入れ基準を満たしていることを確認した上で本人を研究登録した．治療開始前の MADRS スコアは 36 点であり，重度のうつ病を呈していた．その後，TMS 療法を開始し，MADRS スコアは中間評価時点で 28 点，最終評価時点で 22 点という経過を辿った．TMS 療法により MADRS スコア上 14 点の改善を認めたが，TMS 導入時点の点数が高かったこともあり，MADRS スコアで 50% 以上の改善を示す反応までは得られなかった．しかし，TMS 療法によって，気分の落ち込みや希死念慮は消失し，本人としても大分落ち着きを取り戻した．その後はかかりつけの近医精神科に戻り，うつ症状も徐々に軽快し，その後は再燃再発なく良好に経過している．

3. 自由診療編

Case 5
TMS 療法が著効した強迫性障害の中年男性の一例
診断：薬物治療抵抗性強迫性障害
年齢/性別：50 歳代/男性

　30 歳代より不潔恐怖症が出現し，自分の身の回りのものが常に清潔に

保たれていないと落ち着かない状況になった。30歳代後半に近医精神科を受診し，強迫性障害との診断を受けた。以後，強迫症状に対して抗うつ薬による薬物療法を受けていたが，症状は一進一退であった。50歳代に入り，仕事上のストレスをきっかけに不潔恐怖症の症状が悪化し，自分の手を洗う際にも不潔な水飛沫が飛んできていないか，ハンカチ自体が不潔なのではないか，不潔な手で自分の服やドアノブを触ってしまったのではないか，といった強迫観念を拭うことが困難となり，仕事自体ができなくなってしまい退職した。その後は自宅に引きこもりがちとなり，不潔恐怖や汚染恐怖が強くなり，上記の強迫観念や侵入思考だけでなく強迫行動も悪化したため，日常生活に大きな支障をきたすようになった。長年処方されていた抗うつ薬以外に抗精神病薬も併用するようになったが，症状の改善はみられなかった。そこで，薬物療法以外の治療手段として TMS 療法の可能性を求め，著者が勤務している TMS クリニックを初診した。

　著者の方で紹介状を確認し，本人への問診による詳細な病歴聴取を行い，強迫性障害と診断し，強迫性障害に対する一定の効果が報告されている TMS 療法プロトコルの実施を提案した。強迫性障害に特化した TMS 療法を計 30 回実施し，治療開始前，中間，終了後の 3 時点でエール・ブラウン強迫観念・強迫行為尺度（Y-BOCS）で強迫病状の重症度評価を行った。ベースライン時点では，Y-BOCS は 28 点（重度）であったが，中間時点で 22 点（中等度），最終時点では 14 点（軽度）と TMS 療法の介入前後で 50％のスコアの改善を認め，治療反応を得ることができた。以後，強迫行動は軽症レベルを維持し，日常生活上の大きな問題はみられなくなった。その後も定期的な外来通院による薬物療法で小康状態を維持している。

Case 6

TMS 療法が著効した双極性うつ病の若年女性の一例
診断：薬物治療抵抗性双極性障害
年齢/性別：30 歳代/女性

　20 歳代前半より気分の波が目立つようになった。特に誘因なく抑うつ気分や意欲低下，易疲労感や不眠が出現し，うつ症状が何カ月か続いた後に，急に活動性の亢進や気分高揚，易怒性が 1 週間くらい出現するといっ

JCOPY 498-22938

た躁うつの波を年に2〜3回繰り返していた．そこで大学の保健センターを受診したところ，双極性障害の可能性があると指摘され，以後近医メンタルクリニックで薬物療法を受けるようになった．その後，何とか無事に大学を卒業し，一般企業に就職したが，気分の波が不安定なことで，仕事上の支障をきたすことはしばしばあった．その後も慢性抑うつが遷延し，仕事の方は何とかできているという状況であった．30歳代に入り，年次的に役職が上がり責任ある仕事も徐々に任されるようになったが，相変わらず気分の波は安定せず，体調不良で仕事を休むことがむしろ多くなってきた．最終的には上司から「そのままでは責任ある仕事は任せられない」といわれ，病状が落ち着くまでの間，しばらく休職した方が良いのではないかとアドバイスされ，産業医面談を経て，休職することになった．休職後もかかりつけのメンタルクリニックに通院していたが，薬物治療だけでは，病状がなかなか安定せず，特に慢性的な抑うつ症状に悩まされていた．そこで，クリニックの主治医より「最近登場した新しい治療法であるTMS療法を試してみるのも良いかもしれない」と提案され，著者が勤めるTMSクリニックを紹介初診した．

　当院初診時には意欲低下，易疲労感，興味関心の低下，不眠を認め，双極性障害のうつ病相を示していた．MADRSスコアでは28点であり，中等症のうつ症状を呈していた．本人としては学生時代からメンタルクリニックに10年以上通院しており，断続的に薬物療法を受けてきたが，症状のコントロールが不良であり，特にここ数年はうつ症状が長らく遷延していたため，薬物療法以外の治療手段を強く希望していた．そこでスクリーニング検査でTMS療法の禁忌はなく，双極性うつ病に対するTMS療法の適用は医学的には十分あると判断し，TMS療法を導入した．MADRSスコアは中間評価時点では18点，最終評価時点では6点と非常に良好な反応を示し，寛解に達した．TMS療法期間中に明らかな有害事象の発現などは認められなかった．その後は，情動安定薬中心の薬物療法に調整し，さらなる病状の安定化を認めた．その後半年以上経過しているが，症状の再燃再発は認めていない．

Case 7

TMS 療法が無効であった軽度発達障害に伴ううつ状態を呈していた若年男性の一例

診断：軽度発達障害に伴ううつ状態

年齢/性別：20 歳代/男性

幼少期より視線が合いにくい，こだわりが強い，癇癪を起しやすいといった特徴があり，学童期にも友達ができない，周囲の生徒とうまくコミュニケーションが取れない，興味関心の極端な偏りなどがあった．学校時代，得意科目と不得意科目のバラつきが強く，理数系科目の成績は良かったが，その他の科目は全くできないという状況であった．大学は数学科に進学し，コンピュータを使った数理シミュレーションなどに没頭した．大学卒業後はシステムエンジニアとして IT 企業に就職したが，上司や同僚とのコミュニケーションがうまく行かず，入社当初から不適応を示し，時折パニックを起こすこともあった．入社半年後からは，遅刻や無断欠勤も目立つようになり，家族に不眠や不安などを訴えるようになった．本人の状況を聞いていた両親が本人の様子を心配し，近くの精神科を受診させた．その結果，自閉スペクトラム症をベースとした適応障害との診断を受け，抗不安薬や睡眠薬を処方された．それらの薬物治療の結果，不安症状や不眠はある程度改善したが，抑うつ気分に関してはなかなか改善しなかった．そのため，少量の抗うつ薬が追加されたが，嘔気などの副作用が強く，内服が困難な状況であった．その後も別の抗うつ薬が試されたが，同様に副作用が出現し，抗うつ薬に対する薬物療法低耐性と判断された．うつ状態が遷延しており，仕事にもまともに行けていない状況が続いていたため，両親の強い要望で是非 TMS 療法を受けさせたいとのことで，著者が勤める TMS クリニックを紹介初診した．

　当院初診時，うつ症状は認めたが，前医の診断通り，発達障害に伴う二次的なうつ症状と考えられた．このようなケースの場合，基本的に TMS 療法の適用はないため，その旨を本人と家族に説明した．しかし，本人と家族からは部分的な効果しか得られなくても構わないので，是非 TMS 療法を試してみたいとの一点張りであった．そこで，著者は本人と家族に TMS 療法の適用がない旨を丁寧に説明し，TMS 療法を実施してもうつ症状に対する効果は非常に限定的である可能性が高い旨を説明した上で

JCOPY 498-22938

TMS 療法を導入した．MADRS スコアは，ベースライン時点では 18 点であり，うつ症状としては軽症であった．MADRS スコアは中間評価時点で 16 点であり，最終評価時点では 14 点であった．ベースラインと比べ，MADRS スコアは軽度改善したが，レスポンスには至らなかった．本症例の場合，ベースライン時点のうつ症状が軽度であり，うつ症状の内容も典型的なうつ症状ではなかったため，TMS 療法の効果は限定的であったのではないかと考えられた．しかしながら，本人の主観的な感覚としては TMS 療法を受けたことで気持ちが大分楽になったとのことで，それなりに満足している様子であった．TMS 療法終了後は紹介元のかかりつけに戻し，フォローアップをお願いした．

▶TMS 療法の重要なポイント

　著者は，2021 年 8 月現在，国内外含め，適用を厳密に絞った症例に限定しても約 700 症例以上の TMS 療法の導入経験があり，TMS 療法を専門とする日本の精神科専門医の中では症例経験数が最も多いだけでなく，TMS 療法に関する臨床研究の経験も非常に豊富であると自負している．そのような専門家の立場から言わせていただくと，TMS 療法が上手く行くかどうかは，①初診時の適切な診断と見立て，②TMS 療法の適用に関する適切な判断，③個々のケースに応じた適切かつ柔軟な治療方針の設定にかかっている．

　しかし，巷の TMS クリニックでは，①の診察に十分時間をかけずにスキップしていたり，②の TMS 療法の適用の有無をほとんど考えずに，来る者拒まずで，なりふり構わずに TMS 療法を実施していたりするといった由々しき問題がしばしばある．例えば，癌がない患者に，内科医が抗がん剤を投与したり，外科医が手術したり，放射線科医が放射線治療をしたりしないのと同様に，その道のプロフェッショナルは，自らが専門とする医療技術の適用を適正に判断し，その時点での最新のエビデンスに基づいた治療を実施するものである．

　したがって，理不尽な要求や無理難題を押し付けてくるケースに関しては，プロとしてきちんと「ノー」と断る勇気も必要である．TMS 療法の専門家でない医師が独自に実施する TMS 療法ほど有害なものはない．生兵法は大怪我の基である．また安請け合いは結果的に患者を不幸にする可能性すらある．TMS 療法は魔法の治療法ではなく，科学的エビデンスに基づ

いた医学技術の一つであると肝に銘じるべきである.

▶TMS療法の専門家とはどういう人のことを指すのか？

　私にとって, その人がその道の本当の専門家（プロ）であると見做すための必要最低限の条件は以下の通りである. まず, その医師自身が自らの手でその該当患者を診察し, TMS療法であれば, その治療手技をきちんと身に付けた上で自らTMS療法を実践し, そのような修練期間を少なくとも2～3年間は有していることである. これは, TMS療法が臨床実践の中で培われていく医療技術である以上, ある意味当然のことである. これなくしては決して専門家とは言えない. よって, TMS講習会や国内外のTMSハンズオンセミナーに参加しただけの人は, TMS入門者/初心者と呼ぶべきである. そして, もう1つ十分条件としてあると尚良い条件としては, その分野（つまり, TMS分野）における学術論文を日本語だけでなく, 査読有り英語論文として少なくとも2～3本は出版していることである. したがって, 上記の最低限の必要条件と十分条件の両方を満たした人が, 私にとってのその道の専門家, すなわち, プロフェッショナルであると考えている. 患者さんにもそのような目で医師を見て判断して欲しいと思っている.

JCOPY 498-22938

第 7 章

TMS 療法の倫理と課題

①医療倫理の 4 原則は，①自律尊重，②善行，③無危害，④正義である．

②倫理とは，絶対的なものでも相対的なものでもなく，人間ならではの内的なエートス（道徳的緊張）に由来するものである．

③TMS 療法や TMS 研究を実践する者は，上記に加えて，専門家としての最低限のエピステーメー（知と科学）を持つ必要がある．

④TMS 領域における安全性ガイドラインや適正使用指針を専門家が中心となって策定していくことの意義と，それらを定期的に更新・改訂していく必要性があることを理解する．

1. TMS 療法の倫理

▶精神医学研究における生命倫理・医学倫理の必要性

　第 2 章の TMS の歴史でも少し触れたが，1771 年にイタリア人医師のルイジ・ガルヴァーニが生体電気を発見した．その後，ガルヴァーニの甥ジョヴァンニ・アルディーニが「生体電気によって死人を蘇らせることができるかもしれない」という信念を持って，ヨーロッパ中を放浪した．アルディーニは，自分の理論を証明するために，死んだ動物の筋肉に直流電流を流して筋収縮させるという不気味なデモンストレーションを行い，1803 年には死刑囚ジョージ・フォースターの死体に対しても同様の実験をして無残な姿を公開した．当時は科学研究における生命倫理という概念

がまだ定着しておらず，倫理的配慮よりも知的好奇心による科学的進歩を追求することの方が優先されていた．1874 年にはアメリカ人医師のロバート・バーソロウが，シンシナティの主婦メアリー・ラファティの露出した硬膜に直流電流を流し，筋肉を人為的に収縮させることに成功した．その後，バーソロウは好奇心の赴くまま刺激電流を徐々に強くしていき，ラファティに苦痛と痙攣発作を引き起こした．ラファティは最終的に昏睡状態に陥り，72 時間後に死亡した．この事件は当時の医学界に蔓延しているジレンマを浮き彫りにした．研究者は知識を得るために，自分たちの行為が被験者に有害な影響を及ぼす可能性があることに対して盲目になってしまう傾向がある．そのため，現在は臨床研究を開始する前に必ず倫理審査委員会での審査を受け，承認を得てから実施する体制になっている．しかしながら，実際の研究に関する適切な実施と健全な倫理的基盤に対する最終的な責任は研究者の手に委ねられている．

　1937 年にイタリアの神経学者のウーゴ・ツェルレッティチと精神科医のルシオ・ビニが共同で開発した電気けいれん療法（electro convulsive therapy: ECT）は，古代にまで遡る「脳刺激」の分野を現代の「医療機器」の時代へと一気に転換した．ECT は当初，統合失調症の入院患者の興奮症状を抑えることを目的に実施されていたが，この装置の人気が高まるにつれ，ECT は精神科の万能の治療法のような存在になっていった．その結果，1940〜50 年代には，ECT の不適切な乱用により，精神的・身体的に重篤な副作用が多数発生し，社会的にも否定的な見方がなされるようになった．このような ECT などの治療法に対する世間の反発を受け，FDA は 1976 年から全ての新しい医療機器に対して規制を設けるようになった．しかし，皮肉なことに，ECT は FDA が介入する前からすでに市場に出回っていたため，他のいくつかの脳刺激装置とともに，現在でも FDA の規制対象外の医療機器となっている．ただし，現在の ECT は修正型 ECT になっており，その有効性と安全性は高いものに改良されてきている．

　また，1936 年にはポルトガルの神経科医エガス・モニスらが，前部前頭葉白質切截法（ロボトミー）の原型となる精神外科を考案し，ロボトミーは 10 年程で世界中に広まった．1950 年代には統合失調症などの重篤な精神病の興奮を根本的に抑える治療法として精神科病院で頻繁に行われるようになった．しかしながら，1952 年に抗精神病薬のクロルプロマジンが開発されたことに加え，ロボトミーに代表される精神外科は「患者から人

間性を不可逆的に奪う深刻な副作用」をもたらす外科的介入法であること
が問題視されるようになり，1975年には日本精神神経学会から「精神外
科を否定する決議」が出された．よって，それ以降は本邦でもロボトミー
手術は実施されていない．このように，人体実験に近い，かつてのECTの
乱用やロボトミー手術の弊害が，当時の精神科医療に大きな影を落とし，
後の反精神医学の潮流に繋がっていった．

　一方，1972年には，脳刺激の歴史の中で治療に関する重大な倫理的問
題を引き起こした悪名高い事件が起きた．1970年頃，神経科学者のホセ・
デルガードが，動物の脳に電極を埋め込み，微弱な電流を流すことで，そ
の動物の行動を変化させる実験に成功していたが，テュレーン大学の医師
ロバート・ヒース博士らが，その知見に基づき，患者の性的指向である同
性愛を「治療」しようと試みた．ヒース博士は，患者B-19の中隔に電極
を埋め込み，同部位への電気刺激と女性売春婦との強制的な異性交遊を組
み合わせることで，同患者の同性愛行動を10カ月間抑えることに成功し
た．この研究報告は当時「マッドサイエンティストの愚挙」としてアカデ
ミアだけでなくマスコミからも猛反発を受けることになった．この出来事
は当時としてはあまりにも先進的であった脳深部刺激という研究手法その
ものに対する批判というよりも，「正常と異常」あるいは「健常と病気」と
いう根本的な概念に関する人々の考え方や社会的な受け止め方がその時代
によって大きく変遷していくことを浮き彫りにした．したがって，臨床研
究に関する倫理的な枠組みを構築する際には，その研究が社会に与える影
響を研究者の視点だけでなく，当事者の視点も含めて，できる限り多元的
な観点から考慮する必要がある．

▶TMS療法の臨床応用に関する倫理的考察

　TMS療法は日進月歩で発展してきており，TMSの研究的・臨床的有用
性は日々高まってきている．したがって，それに合わせてタイムリーに
TMS療法に関する適正使用指針や各種ガイドラインを見直し，改訂して
いく必要がある．具体的にはTMS療法の有効性や安全性などに関して，
最新のエビデンスに基づいた情報を十分に盛り込み，一般の方に開示して
いく必要がある．そして，現段階のTMS療法が患者に提供できること，
できないことをわかりやすく説明し，患者の希望や期待にある程度寄り添
いつつも，個別の治療反応性などについては，予測不可能な面が内在する

ことも，あらかじめ医学の限界として明示しておく必要がある．TMS 療法はまだ発展段階にある治療技術であり，万能あるいは魔法の治療法ではない．したがって，TMS 療法に関して，関連学会や研究会は，客観的で正統な情報源から最新の TMS 情報を提供し，一般の人々がアクセスしやすいように情報の環境整備を継続していく必要がある．

　さらに，他の専門治療と同様に，TMS 療法に関するリスク・ベネフィットの比率は個人によって異なるため，TMS 療法の管理者としての実施には，本治療法に関する一定の経験（例えば，TMS 療法の専門家の下で最低1年以上の経験や 20 症例以上の経験を積むなど）とうつ病診療に関する一定の経験（例えば，精神科専門医取得レベルの経験年数など）の両方を満たしていることが必要不可欠である．そして，最終的には，TMS 療法に携わる者は，現行の学会講習会や企業講習会だけではなく，専門家らによって作成された TMS 療法を修得するための認定要件を満たしたトレーニングコースの受講が推奨されるようになるであろう．その中で TMS 臨床家は，神経生理学，TMS のメカニズム，代表的な TMS プロトコル，安全性に関する基本的な知識を身に付ける必要がある．

▶4 つの倫理原則

　精神疾患に対するニューロモジュレーション技術の使用は，医療倫理・生命倫理の柱である①自律尊重（respect for autonomy: 個人の自己決定権を尊重する．患者は自分の治療を拒否または選択する権利がある），②善行（beneficence: 医療者は患者の利益を最大化するように行動すべきである），③無危害（non-maleficence: 害悪を加えない．害よりも善を促進する），④正義（justice: 限られた医療資源の分配に関する公平原則）の原則に従わなければならない．これらの 4 原則は，医療従事者や研究者が臨床研究における倫理ガイドラインを遵守することで完全に守られることになる．

　今日，一般の人々も医学情報や健康情報を得るために，インターネットをはじめとしたメディアを多用しているが，そこには一般の方々のメディアリテラシー，科学リテラシー，医学リテラシーの問題もさることながら，そもそもの情報源の信頼性や正確性，さらには情報を発信している人々の意図や思惑も大きく影響する．そういった意味では，氾濫する情報に対する民主的なレベルでの一定の規制および臨床研究においてはインフォーム

JCOPY 498-22938

ド・コンセントによる被験者に対する十分な情報の提供が倫理的に重要になってくる．こういった姿勢や営みも上述の倫理原則に基づくものである．

▶規制と償還の問題

TMS療法をはじめとしたニューロモジュレーションの使用に関する規制は，国や地域によって異なる．一般的に，ニューロモジュレーションは現時点では精神疾患の第一選択の治療法とは考えられておらず，大部分の潜在的な適応症に対する臨床応用についてはまだ研究段階にある．米国では多くのrTMS療法が米国食品医薬品局（FDA）の認可を受けているが，FDA承認は，機器メーカー，適応症，治療プロトコルごとに個別に手続きが行われるため，現時点では数種類のrTMS治療器，治療プロトコル，適応症にしか承認は与えられていない．それでも米国は先進国の中ではrTMSに関して最も多くの承認を与えている．

本邦では現在，「1剤以上の抗うつ薬に反応しなかった中等症以上の成人のうつ病」に対してのみ，NeuroStar® TMS治療装置を用いたTMS療法が保険適用となっている．したがって，それ以外の使用方法はオフラベル使用となるため留意が必要である．また，薬事承認を得ていない医療機器あるいは治療プロトコルを用いた臨床研究は，原則，特定臨床研究の枠組みで各臨床研究審査委員会での適切な審査を受け，承認を得た上で実施しなければならない．さらに，薬事未承認機器あるいは保険償還の適用になっていない機器を用いた臨床応用を行う場合，本邦では，費用の有無や多寡に関わらず，自由診療の枠組みで実施することになるが，その場合には診療を受ける者と診療を行う医療機関（施設長）との間での個別契約に基づいて，その医療行為がなされることになる．

▶副作用についての考え方

「副作用のない薬は効果がない」という決まり文句は，多くの非薬理学的強化介入にも当てはまる．侵襲性には，本来の医学的な文脈では，物理的に皮膚を切開したり，外部の開口部から消化管などの体内に深く入ったりするなど，多かれ少なかれ明確な意味があるが，脳刺激・ニューロモジュレーションによる人為的な認知機能の強化に関しては，侵襲性の有無や程度を明示的に判断することが難しいという問題がある．一方，栄養補助食品や医薬品はいずれも人工物を体内に入れるため，狭義の意味では医学的

に侵襲性があると言える．また，運動療法なども運動中の転倒や怪我による危険性があるため，身体運動にも一種の潜在的な侵襲性があると考えられる．このように，皮膚を直接傷つけない脳刺激は，慣習的には非侵襲的なものに分類されてきた．

しかし，脳刺激法には，経頭蓋直流電流刺激（transcranial direct current stimulationo: tDCS）による頭皮の火傷やTMSによるけいれん誘発発作などの既知のリスクの他に，ある想定されるリスクに関して，知るべき必要性があり，その可能性自体は理解しているが，十分な情報がないためわからない状態となっている「既知の未知」のリスクがある．例えば，複数回のTMSセッションがもたらす蓄積効果やTMSが非ターゲット領域に潜在的に及ぼす可能性のある波及効果についての未知のリスクが存在する．このように，ニューロモジュレーション分野では，侵襲性に関する厳密な医学的定義とは対照的に，その侵襲性の有無や程度は，世間一般におけるその親しみやすさの有無や文化的伝統に基づく価値観によって直感的に捉えられることが多い．このことから，欧米では，健康に関する実際の効果とは関係なく，食事を変えたり運動をしたりすることには特別強い侵襲性を感じない一方で，医薬品を服用したり脳に刺激を与えたりすることにはより強い侵襲性があると判断する傾向がある．

▶利用可能性について

認知機能向上や臨床症状の改善に関連した介入方法について，それらの利用可能性は，法的規制・経済的コスト・消費時間の少なくとも3つの面で大きく異なる．法的規制の面は，介入方法やモダリティによって，大幅に異なる枠組みで規制されている．例えば，医薬品は治療目的以外の使用を事実上禁止しており，国際的にも厳しい管理体制，あるいは国内の薬事法によって規制されている．一方，脳を直接刺激するニューロモジュレーションに関しては，医薬品ではなく，医療機器規制の対象となり，基本的な安全基準に関する法的規制はあるが，その用途については厳密に規定されていないことが多い．このようにニューロモジュレーションに関する規制対象範囲は本来的には幅広く，規制内容も一貫していない．

例えば，認知機能強化や抗うつ効果を得るために違法薬物を入手しようとする際には，その現実的なハードルに加えて，それぞれの厳しい法的規制状況が，ユーザーがそれらの薬物を個人的に入手・摂取しようとする際

JCOPY 498-22938

の動機に大きく影響を与えうる．また，抗うつ薬や認知機能賦活剤の議論でよくみられる倫理的な議論は，分配的正義に関するものである．合法的に入手できるそれらの薬剤にもコスト面での障壁があり，結果的に経済的地位の低い人の入手が制限されている．一方，睡眠・運動・瞑想・記憶法のトレーニングなどはほとんどコストがかからないため，高価な医薬品や医療機器とは対照的に，ユーザーの経済的背景とはほぼ無関係に利用することができる．ただし，これらの各種認知・行動に関するトレーニングには，ある程度の時間と努力が必要である．よって，24時間365日勤務のエグゼクティブマネージャーは，高価な薬物を入手したり，自由診療によるニューロモジュレーションを受けたりするだけの経済的余裕はあるかもしれないが，睡眠・瞑想・記憶・認知トレーニングに長時間を費やすことは時間的にできないか，あるいは，そのような時間を消費する治療法は望まない可能性がある．

▶社会的受容性

　抗うつ効果や認知機能強化などの介入に対する社会的受容性は，その社会における慣習，その介入内容の自然さ，および作用機序の合理性によって大きく左右される．一般的に，瞑想や栄養療法，睡眠や運動などの，何千年もの伝統を持つ，より自然な介入方法は，昨今よく話題に上る脳刺激や特定の医薬品などによる脳機能強化戦略と比べ，社会には圧倒的に受け入れられている．そこには人間が慣習的に持つ認知バイアスによる影響が多分に関わっている．よって，社会的受容性からみた際の倫理的論点は，脳刺激のような機械的な医学介入が，患者への利益と副作用に関する一般的な懸念に関連しているのか，それともそのモダリティや作用機序がより自然な従来のアプローチと明らかに異なることに起因しているのかといった問題に関連している可能性がある．人為的な脳機能修飾（ニューロモジュレーション）に関する経験的研究では，安全性・強制性の有無・公正さが最も一般的な懸念事項であり，同技術を使用したことがない人は使用者よりも医療安全や公正さに関する懸念を示す傾向がある．脳機能修飾に関する社会的受容性に影響を与えるもう一つの重要な側面はその介入目的である．経験医学的，哲学的，社会政治的な文脈においても，その脳機能修飾に関する考え方は，介入の具体的な目的によって大きく異なる．多くの人々は特に自己同一性に直接関与しない機能や能力の修飾・強化に関し

ては，比較的寛容な傾向がある．また，認知機能障害のある人やベースラインのパフォーマンスが低い人に対する脳機能強化に関しては，脳機能が正常な人や高い認知パフォーマンスを上げている人に対する脳機能強化に比べ，より寛容であると考えられる．

　まとめると，ニューロモジュレーションによる人為的な脳機能の強化に関して，少なくとも以下の4つの課題があり，それぞれに対する倫理的評価も異なってくる．1つ目は，正常な加齢に関連する認知機能の低下を防いだり，老化現象を弱めたりすることを目的とした神経修飾である．例えば，完全に健康な人の認知機能を向上させることを目的とした強化戦略は，現時点では部分的には容認されているが，それでもそれはあくまでも正常範囲内における認知機能の向上に限定されている．2つ目は，現在，倫理的に最も懸念される内容として，健常者における正常な脳機能をさらに強化して，本来の人間の能力を超える形でハイパフォーマンスを引き出そうとすることである．3つ目は，何らかの脳機能障害に対する治療目的としてのニューロモジュレーションである．これは，従来の医療の目的との連続性があるため，倫理的にも比較的受容されやすいと考えられる．4つ目は，脳機能障害の有無や介入目的とは別にそのニューロモジュレーション技術自体がヒトを対象とする介入方法として安全であるかどうかという観点である．これは上に挙げた1〜3に共通する懸念点である．

　ただ，ニューロモジュレーションあるいはニューロエンハンスメントに関して，制御された実験環境で得られた脳機能改善効果をそのまま現実世界に転用することは容易なことではない．しかし，上の2つ目の倫理的問題に関連して，近年しばしば話題になる例として，非侵襲的な脳刺激による脳機能の改変は，「アスリートの世界における新たなニューロ・ドーピングになるのか？」はたまた，「学校の入学試験などにおける不正行為になりうるのか？」といった具体的な議論がある．

　また，脳機能を介入・修飾する方法には，潜在的なものから社会に慣習的に受け入れられているものまで無数にあるため，それらの有用性の違いやそれらの組合せによる相互作用・相乗効果，それらの個別の倫理的な問題についてそれぞれ厳密に検討することは実際には難しい．しかし，ニューロモジュレーションあるいはニューロエンハンスメントに関するその時代の倫理の原則を遵守することで，同分野における倫理的議論の混乱や意見の相違を解消・回避することは可能であると考えられる．

JCOPY 498-22938

他方，健常成人であれば，非侵襲的なニューロモジュレーションが実際に長期的な認知機能の向上をもたらすという証拠は非常に限られているため，特に大きな問題や懸念は少ないと考えられるが，対象者が小児をはじめとした未成年者の場合，自分自身でニューロモジュレーションの是非を判断する能力が限られているため，特別な事由がないかぎりその実施は原則控えるべきである．子供の場合，少なくとも，本人が成熟して情報を得た上で個人的な判断ができるようになるまではその実施は延期すべきである．

ニューロモジュレーションを専門にしている特定の専門委員会（日本臨床神経生理学会・日本精神神経学会・日本うつ病学会など）のエキスパートによる意見は，このような問題を管理する上で重要な役割を果たす可能性がある．そのためにも，日進月歩で進化していく同分野の臨床研究の動向は継続的に見守っていく必要がある．また，国際臨床神経生理連盟（International Federation of Clinical Neurophysiology: IFCN）は，最低限のルールとしてニューロモジュレーションは非専門家が「自分でやる」ものではなく，医師の監督の下で行うべきであるという公式声明を出している．

▶臨床研究における TMS 介入の倫理

介入研究には，疾患の予防もしくは治療，または疾患の症状を緩和することを目的とした介入に関する臨床研究が含まれる．被験者は，個々の利益を得る可能性がある．プラセボ対照試験では，被験者の一部に有効な介入から利益を得る機会があるが，経験的な研究によれば，シャム刺激群に割り当てられた被験者も，プラセボ効果やモニタリングやケアの強化などにより，ある程度の利益を得る可能性があることが知られている．ニューロモジュレーション治療研究における受容可能なリスクと負担は，疾患のリスクと負担，および予想される利益に依存する．新しい実験的な治療介入は，通常，承認された治療法が不十分または受け入れられない場合，あるいは承認された治療法がない場合に実施される．提案された治療研究を臨床研究審査委員会が審査・承認することで，被験者の安全性と利益が適切に保護される仕組みになっている．十分なトレーニングを受けた証拠の提出，有害事象の報告，長期的なフォローアップ評価などは，臨床研究を監督する臨床研究審査委員会がしばしば要求する手順の一例である．

rTMS療法に関する臨床研究は，主にうつ病をはじめとした精神疾患に対する治療的介入あるいは再発予防を目的とした研究が該当する．よって，これらの臨床研究にはrTMS療法の治療メカニズムを科学的に検証するような生物学的研究は主目的としては入ってこない．さらに，標準的なrTMS療法に関する臨床データをレトロスペクティブに分析する研究は，観察研究として実施することが可能である．この場合は特に特定臨床研究の枠組みで実施する必要はない．しかし，TMS治療器を用いた標準的でない治療プロトコルの有用性を前向きに検証する臨床研究の場合には，特定臨床研究とみなされ，本邦では臨床研究法が定めるところに従わなければならない．ただし，どのようなrTMS手技が標準治療を構成するのかに関しては，本来的には，医療機器や関連製品の添付文書，学会や研究会をはじめとした専門家集団や同コミュニティが中心となって作成したコンセンサス・ガイドライン，その他慣習的に広く受け入れられている正統な情報源に基づいて定義される．

　本邦ではrTMS療法が十分に普及しておらず，まだ黎明期に近い状況であるため，適用外使用を積極的に考えるのは時期尚早ではあるが，海外ではその国が定めている規制を前提とした上で，安全性と有効性に関する公表されたエビデンスの質と強さに応じて，標準的でないrTMS療法を実施することが許容される場合がある．rTMS療法に関する適用外使用あるいは実験的使用については，多くの場合，利用可能な治療法の選択肢を考慮し，考えられる有益性と関連する安全性プロファイルを示す査読済みデータを基に評価・判断される．本邦では自由診療の枠組みによるrTMS療法でこのような対応になる可能性が考えられるが，その場合においても海外同様，医学的エビデンスを基に患者にとっての臨床的な利益衡量をした上でその実施是非を判断するべきである．その際にもrTMS療法の管理責任者や実施者は対象患者に対して，非標準的な治療を受けることのリスクとベネフィットを説明し，同患者から書面によるインフォームド・コンセントを得る倫理的義務がある．

▶TMSを用いた臨床研究においてリスクを軽減するための対応

　TMSを用いた研究では，安全上のリスク管理の観点からだけでなく，科学的な理由からも，臨床指標や生物指標の極端なバラツキや偏りを少なくするために，想定されうるリスクやノイズを発生させる可能性のある要因

JCOPY 498-22938

は事前にできるかぎり除外するべきである．具体的には，てんかんの既往歴や頭蓋内への強磁性金属の埋め込みがあるケースは原則としては除外される．ただし，そのようなケースにおいても，研究倫理上の正当性や医学的必要性が認められる場合には，必ずしも絶対禁忌とはならない．例えば，介入の対象となる特定の症状がrTMSにより良い方向に修飾できる可能性があり，かつrTMS以外の治療的代替手段がない場合には，あらかじめ十分な措置が取られていれば，rTMSに関連する相対的なリスクがあったとしても，その実施が許容される場合がある．その場合においても関係する専門家には事前にコンサルテーションする必要はある．

　また，新しいTMSプロトコルを用いた新規治療法の開発研究では，その有効性や安全性が初期段階では未知であることが多いため，潜在的なリスクが高い被験者を意図せずに組み入れてしまうというリスクはある．そのようなリスクを軽減するための予防措置としては，被検者のスクリーニングの厳格化，TMS実施中の神経生理学的モニタリングの実施，研究実施手順の遵守や研究遂行を支援する医療環境や外部資源の活用，医療の専門家や関連する臨床分野の専門家の立ち会いやコンサルテーションを行っていくことなどが考えられる．

▶医療的・医学的に脆弱な人々に対するTMS介入について

　医療的に弱い立場にある人々が，革新的な治療法を含む臨床研究への参加，通常の臨床現場における比較的新しい保険治療あるいは比較的特殊な自由診療を受ける機会を医療者の側で妨げてはならない．しかしながら，18歳未満の未成年者や妊娠中の女性，インフォームド・コンセントを得ることが困難な症例などについては，医学的理由だけでなく，上記に述べた倫理原則の観点から，臨床研究への参加が禁止されたり，制限されたりすることはある．TMS療法による潜在的なリスクと利益は，TMS療法以外の従来の治療やその他の代替治療に伴うリスクや社会的弱者がTMS療法を受けることができないことによるリスクなどを比較検討して，総合的に判断する必要がある．例えば，妊婦の場合，TMS療法に伴う子癇をはじめとした有害事象は，母親だけでなく胎児にも悪影響を及ぼす可能性があるため，妊婦を対象とした研究には特別な配慮が必要である．しかし，重症うつ病の妊婦などの特殊なケースでは，そのリスクを取ることが正当化される場合もある．

また，小児に対する TMS 療法の適用は，その介入方法が成人において十分に研究され，その有効性と安全性が確立された場合にのみ実施されるべきである．未成年者の法定年齢は，例えば 18 歳などと定義されているが，倫理的な観点からは，研究の手順を理解し，自らの意思を表明できる年齢（通常，12〜14 歳程度）に達している必要がある．つまり，法的には 18 歳未満が未成年に相当するが，研究倫理上は，例えば 13 歳程度であっても倫理審査委員会での承認が得られれば，臨床研究として小児にTMS 療法を実施することは可能である．ただし，その場合であっても保護者からの同意は必要である．

　精神疾患の存在により意思決定に重大な障害がある症例に対する TMS療法を実施する際には，適切なインフォームド・コンセントを確保するための追加措置が必要となる．認知症や重度の認知機能障害を有する患者を対象とした臨床研究では，同意の際に代諾者が必要となる．また，主なリスクと潜在的な利益について，被験者の理解を促進するための簡単な説明書として，1 ページ程度の要約説明が使用されることがある．

　うつ病を対象とした TMS 療法の臨床研究では，被験者がすでに薬物療法を受けていることが多いため，研究への参加に伴い，特定の薬剤の中止や進行中の治療の変更を必要とする場合の相対的なリスクも考慮しなければならない．これらは，けいれん誘発発作のリスクを減少させることもあるが，同時に臨床上の許容できないリスクをもたらす可能性もある．例えば，うつ病患者に対する抗うつ薬の処方を中止すると自殺傾向が高まる可能性があり，抗けいれん薬の投与は認知機能を低下させる可能性がある．このように特定の研究プロトコルや参加者の特徴によって，TMS 療法のリスクは相対的に変動することを念頭に置く必要がある．

▶TMS の研究使用と臨床応用における安全対策に関する推奨事項

　TMS を神経生理および認知神経科学の道具として使用する生物学的研究では，研究倫理審査委員会によって承認された研究計画書に基づいて実施されるべきである．インフォームド・コンセントは，研究計画書に記載されたインフォームド・コンセントを得る権限のある個人が原則として得るべきである．研究計画書には，リスクの程度，リスクとベネフィットの内容，TMS の実施に関与する研究チームの各メンバーの役割が記載されることが多い．

JCOPY 498-22938

他方，TMS療法の保険適用外の対象疾患，TMS療法の未承認の介入方法を用いた新規プロトコル開発，未承認TMS装置の臨床応用を目的とした臨床研究では，医学の実践基準に則り，TMS療法を用いた臨床研究への被験者の組み入れの可否の決定は，常に適切な訓練を受けた医師が行うべきであり，TMS療法の研究介入に関するインフォームド・コンセントは，原則として医師が得るべきである．TMS療法は，医師または適切な訓練を受けた者が医師の監督下で実施することができる．さらに，TMS療法は想定されうる副作用や有害事象に対して適切な管理と対応ができる環境下で行われるべきである．

▶現在の安全性データの限界

TMS療法に関する臨床研究やTMS療法の実践の場では，研究対象者や患者はTMS介入によって起こりうる有害事象についてあらかじめ知らされなければならないが，現時点でのTMS介入に関連した有害事象に関するレビューでは，現在適用されているほとんどのプロトコルにおいて，TMSは一般的に安全であり，TMSによってもたらされる永続的な有害事象は報告されていない．しかしながら，報告された有害事象がない，あるいはほとんどないからといって，今後TMS療法に関連した有害事象が新たに報告される可能性がないというわけではない．したがって，TMSを使用する研究者や臨床医は，予期せぬリスクや未知のリスクがないかどうかについて，常に注意を払う必要がある．そして，これはTMS臨床研究に限った話ではないが，新たな臨床研究を開始する前には臨床研究保険に加入する必要がある．

ちなみに，研究者およびTMS医療機器産業に関わるスポンサー企業は，安全性データの収集に多大な努力を払ってきたが，そもそも世界的に見ても大規模臨床研究の数が比較的少なく，特に本邦においては今現在そのような研究は皆無であり，長期的なフォローアップデータも少ないため，安全性に関する我々の知識は限られたものになっている．規制ガイドラインに準拠していないTMS装置あるいはTMS介入方法の使用は，相対的なリスクの増加をもたらす可能性があるため，慎重に対応していく必要がある．

　現行のヘルシンキ宣言で求められているように，すべての介入型の
TMS 臨床研究は，最初の研究対象者を登録する前に一般公開された jRCT
をはじめとした臨床研究データベースに当該臨床研究に関する概要情報を
登録しなければならない．臨床研究の実施によって得られた否定的な結果
は，一般公開されたデータベースに報告するか，通常の査読付き科学雑誌
に提出し，学術論文として出版し，世に公開しなければならない．これも
TMS 研究に限った話ではないが，研究者は観察された安全性・忍容性・
有害事象をより効率的に要約するために，標準化された報告様式とフォー
ムを使用すべきである．そして，有害事象の記録と報告には，標準化され
た分類を用いるべきである．研究手順との因果関係が考えられる重篤な有
害事象が生じた場合には，通常医学的フォローアップが必要である．臨床
研究において，有害事象の因果関係を確定的に評価することは困難なこと
が多いが，けいれん誘発発作に加え，認知機能の悪化，失神，自殺企図な
どの有害事象は，それらの有害事象の発生と TMS 介入との間の因果関係
が明らかでない場合でも，実施施設の管理者（病院長）に報告する必要が
ある．

2. TMS 療法の課題

▶TMS 療法の現在と潜在的な問題

　TMS は 1985 年に導入されて以来，大うつ病性障害，中枢性疼痛，強迫
性障害などに対して一定の効果を示す治療法として注目されている．
2008 年には，左 DLPFC への高頻度 rTMS 治療装置（NeuroStar® TMS
治療装置）がうつ病に対する治療法として米国 FDA に承認され，その後
も数種類の TMS 治療器が認可されている．

　これまで，TMS 療法を行う上での主な倫理的配慮は，臨床試験における
被験者の安全性に関してであった．近年，医療機器である rTMS 装置を
FDA が認可したことで，新薬の承認に伴う従来型の問題とは異なる，新し
い種類の倫理的問題が提起されている．具体的には，マーケティング上の
問題，適用外使用の問題，技術者認定の問題など，これまであまり検討さ

れてこなかった論点である．特に TMS 療法が持つさまざまな可能性が，代替治療の選択肢がほとんどない患者の場合も含めて，今後さまざまな精神疾患にその適用が拡大していくにつれて，倫理的問題は急速に増大していくものと思われる．

▶TMS 検査による診断上の有用性の確立

TMS のシングルパルス刺激によって，医師はより安全に，より苦痛の少ない方法で神経伝導時間検査を行うことができるようになった．TMS に関して最初に倫理的に検討しなければならない点は，装置全体の安全性である．TMS は当初，検査および研究用機器として開発されたため，TMS 介入による中長期の影響を評価するための動物実験はあまり行われてこなかった．そのため，TMS 研究者および実施者は，ECT の臨床応用に比べ，この分野の開拓を慎重に進めてきた．そのような背景もあり，TMS 研究では，患者から報告される副作用の中でも，特にけいれん誘発発作に関連したものに注意を払ってきた．

▶rTMS の臨床応用に伴う諸問題

神経内科医のパスカル・レオネ博士が 1991 年に 6 名の成人てんかん患者に対して世界で初めて rTMS パラダイムを適用し，運動性言語野に相当する脳領域を TMS で高頻度刺激すると，同部位の脳機能が一時的に抑制され，発話できなくなるという現象を発見し，報告した（最初期の virtual lesion 研究）．同研究はそれまでのシングルパルス TMS 刺激とは質的に異なり，rTMS はより持続的な神経学的介入を可能にすることが明らかになった．この新しい rTMS パラダイムは，神経学者が認知機能と神経回路の相互作用について非侵襲的に研究するための画期的な手段を提供した．さらに，1994 年にパスカル・レオネは，rTMS は刺激終了後も after-effects として数分間皮質興奮性が変化し続けることを示した．rTMS はこの持続的な神経生理学的および認知神経科学的効果を引き起こす能力によって，中枢神経系を外部から非侵襲的に神経修飾（ニューロモジュレーション）できる新たな治療手段としての可能性をもたらした．TMS がシングルパルスから反復パルスが可能な装置へと技術革新したことによって，TMS がもたらしうる倫理的問題も同時に大きくなっていった．具体的には，rTMS に関する医学的安全性の問題に加えて，rTMS の臨床応用を目

指した臨床家や研究者らは，rTMS療法に反応する可能性のある疾患や患者，患者の反応パターンの問題，rTMS療法と薬物療法との間の相互作用などをはじめとしたさまざまな臨床的検討事項に急遽遭遇することになった．研究室レベルではさまざまなrTMS臨床研究が果敢に実施されていたが，FDAをはじめとした当局からの承認を得るためには，関連企業および関係する研究者たちは，良き臨床上の基準（Good Clinical Practice: GCP）を満たした第Ⅰ相試験から第Ⅲ相試験までの正式な治験を実施する必要があった．このように新たな医療機器であるrTMSは，アカデミア主体の研究ベースの先進的なrTMS研究と規制当局からの承認を目指したレギュラトリーサイエンスとの間で大きな乖離と葛藤を生み出し，rTMS業界および患者らに一部混乱をもたらすことになった．

▶rTMS療法の最初期の臨床応用の試みと安全性ガイドラインの作成

1995年に神経科医のコルビンガーらが，うつ病患者15人を対象に臨床応用を目的に世界で初めてrTMSを計5日間連続で実施した．本研究はrTMSの抗うつ効果の可能性を示唆する最初期の臨床研究であった．また，1996年にはパスカル・レオネらが薬物治療抵抗性うつ病患者17人を対象にRCTクロスオーバーデザインで左PFCに対するrTMS介入試験を行い，rTMSが抗うつ効果をもたらす可能性を報告した．しかしながら，これらのrTMSの黎明期における実証試験の成功に対して，一部の研究者からは，特にrTMSが大脳皮質に与える長期的な影響に関して懸念の声が寄せられるようになった．

そこで，1996年にTMSのエキスパートらがアメリカ国立精神衛生研究所（National Institute of Mental Health: NIMH）に一堂に会し，TMSの研究および臨床使用に関する安全性と倫理に関する初めての詳細なガイドラインを作成し，1998年にWassermannが代表者となって国際臨床神経生理学連盟の機関誌を通して世界に発表した．

▶rTMS療法の臨床応用の拡大

TMSに関する安全性ガイドラインが整備され，うつ病に対するrTMS療法の潜在的な効果が確認されるようになったことで，rTMSは世界的には徐々に広まっていった．しかし，rTMS初期の時代にrTMS療法を受けようとするうつ病患者の多くは，薬物療法をはじめとした他のより確立さ

JCOPY 498-22938

れた治療法が上手くいかなかったケースで占められており，多くの患者にとってrTMS療法は最後の手段のような位置付けとなっていた．そのような状況は，被験者や患者にとって，「自律性の低下」を招く恐れがあり，倫理的な問題を潜在的に引き起こす可能性があった．特にインフォームド・コンセントを得る際にはそのような問題が生じうる．さらに，この問題はTMSに関する専門知識や精神医学をはじめとした医学知識に関する情報格差によって，被験者や患者の側はrTMSに関する必要最低限の情報すら得ることができず，rTMS療法に関して誤った理解や判断をしてしまう可能性がある．したがって，脆弱な人々を対象に新しい治療法を検討する際には，潜在的な問題や誤解を回避するために，専門家はより慎重かつ丁寧に対応する必要がある．

　2000年代に入るとrTMS療法の普及に伴い，ブラジル，イスラエル，オーストラリア，カナダなど，多くの国々において各規制当局からrTMS装置に関する医療機器としての薬事承認，うつ病に対するrTMS療法の適用に関する承認がなされた．さらに，Neuronetics社がスポンサーとなって，O'Reardonらが中心となって実施した企業治験において，薬物治療抵抗性うつ病患者に対するNeuroStar® TMS治療装置の有用性が2007年に証明されたため，その治験結果に基づき，2008年には，1剤以上の抗うつ薬に反応しない成人のうつ病患者に対して，NeuroStar® TMS治療装置を用いたrTMS療法の実施が米国FDAから承認された．

　このようなrTMS療法の急速な普及に伴い，rTMS業界では倫理的な問題が急激に増加した．例えば，母国ではrTMS療法を受けられないため，患者が国境を越えてrTMS療法を求めてきた場合，国単位でまとめているガイドラインは実際どのように適用するべきなのか？　新たな有害事象の報告がrTMS療法の医療ビジネスに直接的な影響を与えうる場合，どのようにすれば医学的・倫理的誠実性や透明性を保つことができるのであろうか？　そのようなさまざまな可能性を常に考慮しながら，rTMS療法の安全性に関するガイドラインおよび適正使用指針を継続的に改訂・更新していく必要がある．

　さらに，TMS療法に関する知識と医療技術は日進月歩で発展・進化しているため，最新のTMS療法の内容や手順に習熟するには，TMS実施者やテクニシャンに対する適切な講習会やトレーニングの実施，さらにはそれらの認証を適切に行っていく必要がある．現在，TMS療法を希望する患

者数が相対的に増加していることから，①TMS 療法に関する医学的に適切な患者選択，②各種 TMS 治療器に対応した操作技術，③各種 TMS 療法プロトコルの選択と実施に関する知識と手技の全般に精通した精神科専門医によって，患者が可能な限り最善の治療を受けられるようにすることが最も重要である．

▶産学連携に関する倫理上の課題

NeuroStar® TMS 治療装置の FDA 承認のケースのように，企業がスポンサーとなって臨床研究を行う場合には，科学的厳密性と利益相反の問題を考慮する必要がある．臨床研究の進め方や成果などに対して，スポンサー企業から何らかの不当な影響を受けないようにすることは非常に重要であるが，一方で治験をはじめとした臨床研究に関して，産業界がスポンサーになることが，医療機器業界全体にとって追い風になる側面もある．例えば，Neuronetics 社が NeuroStar® TMS 装置に関して FDA から承認を得たことで，他の企業も別の種類の rTMS 治療器や新たなニューロモジュレーション方法に関して，当局に承認申請を出して，FDA で真剣に検討される可能性が以前よりも高くなってきた．さらに重要なことは，rTMS 療法の例でいえば，これまでは有効かつ安全な治療法が望めなかった薬物治療抵抗性うつ病をはじめとした患者が，リスクとベネフィットのバランスが適切に保証された新たな治療法を手に入れたことである．

なお，薬物治療抵抗性うつ病に対する NeuroStar® TMS 装置の有用性に関して，今度は NIMH がスポンサーとなって，多施設 RCT 研究が実施され，アカデミア主導の同臨床試験は，先に行われた Neuronetics 社による企業主導の臨床試験の結果を見事に再現する結果となった．この結果は，rTMS の治療プロファイルを強化しただけでなく，先に行われた企業主導の臨床研究の結果を再現したことによって，企業主導研究の結果に関して当初投げかけられていた多くの疑問点や懸念が解消された．さらに，再現性試験では，企業主導研究の際に見られた偽陽性のリスクがむしろ大幅に減少した．

他方，FDA で承認された狭い範囲の適用は，別の面での倫理的な問題を引き起こす可能性がある．この相対的に厳しい患者適用基準では，多くの潜在的な患者が適用外の選択肢を検討する可能性が高くなる．例えば，先行研究によると，現行の標準的な rTMS 療法では，4〜6 ヵ月程度しか効

JCOPY 498-22938

果が持続しない可能性があると報告されているが，FDA は治療抵抗性う
つ病に対するrTMS療法による長期的な維持・管理を現時点では承認して
いない．よって，うつ症状の再燃・再発に対する予防を目的とした長期的
管理は，現行の適用範囲から外れるため，オフラベル使用となり，倫理的
な議論の対象になってしまう．rTMS 療法が今後さらに発展していくにつ
れて，このような適用外使用に関する医学的・倫理的問題は益々増えてい
くものと考えられる．当局の規制と医療現場の現実との間の乖離を埋める
ためには，関連学会の rTMS 療法の専門家集団による慎重かつ建設的な協
議によって，TMS に関する安全性ガイドラインや適正使用指針を現実に
合わせて適宜改訂していく必要がある．そして，それらを規制当局に参考
資料として提出し，現実に即した適用範囲に改訂してもらうよう積極的に
提案していく努力が必要である．

　TMS に関する既存の安全性ガイドラインは，相対禁忌と絶対禁忌を区
別しており，適切な TMS 候補者を選別する際の重要な指針となっている．
相対禁忌に該当する患者は，例えば，てんかんの既往歴や頭蓋内器質性病
変などがあり，けいれん誘発発作の閾値を低下させるような薬剤の服用も
該当する場合がある．また，TMS が絶対禁忌となる患者は，頭蓋内に金属
製のデバイスが埋め込まれているケースなどである．したがって，患者が
TMS を受けられるかどうかを判断する際には，リスクとベネフィットの
バランスを考慮することが重要であり，主治医や研究責任医師は，ある患
者に対する TMS 療法の実施が適切かどうかを判断する際には，相対禁忌
と絶対禁忌の有無と程度を慎重に評価・検討していく必要がある．しか
し，TMS 療法に関する安全性データはまだ限られているため，現時点では
全ての症例に対してより具体的で正確なリスクとベネフィットを明示的に
示すことはできない．

　本邦では 1 剤以上の抗うつ薬で症状が改善しない中等症以上の成人うつ
病患者に対して，NeuroStar® TMS 治療装置を用いた FDA 承認の標準的
な治療プロトコルのみが保険適用となっている．さらに，同保険治療を実
施できる施設，すなわち，厚生労働省が定める実施施設基準を満たした施
設は，実際には大学病院や中核病院などの施設に限定される．また実施者
基準のハードルも比較的高いため，本邦における保険診療での rTMS の実
施は，現実的な運用が難しい状況に置かれている．つまり，慎重に検討し
た上での当局の規制が，日本における rTMS の普及にとって大きな足枷と

なってしまい，結果的に rTMS が本当に必要な患者に適切に届いていないという深刻な問題が生じている．そうなると，患者も医療者も背に腹は代えられず，現実原則に基づき，保険診療下での適用外使用（オフラベル使用）や保険外使用（自由診療）による，より現実に即した TMS 療法の提供といった形を取らざるを得なくなってしまう．自由診療で TMS 療法を提供する場合には，その医学的エビデンスの正当性や価格設定の妥当性が課題になってくるであろう．このような保険制度をはじめとした「医療の構造上の問題」や医療の建前と現実が必ずしも合致していないという「医療制度と現場の問題」にもそれぞれのレベルでさまざまな倫理的問題が孕んでくるが，「医は仁術」といったより根源的な医の倫理に立ち返ると，果たしてどのような医療の在り方が本当に正しい道なのか，その一意的な解はないように思われる．

▶まとめ

　TMS 療法が精神科領域における治療戦略の一つとして，その地位を確立していくにつれて，将来的にはさらに多くの種類の非侵襲的な脳刺激法およびニューロモジュレーション技術が開発・導入されていくものと考えられる．その際，我々はそれらの新しい医療技術に関する安全性とそれに伴い派生しうる倫理の問題を常に考え，過去の教訓を生かしながら，慢心せずに慎重な姿勢を維持していく必要がある．

　また，我々が集合意識として抱く倫理観は，文化的・社会的な価値観の変遷に伴い，必然的に変化するが，上述の「4つの倫理原則」をはじめとした医療倫理は，時代が変わってもそれほど大きくは変わらない普遍的な倫理原則であると考えられる．また，倫理的問題とは，その時その場面その機会に応じて常に真剣に問い続けるものであるが，事の性質上，絶対的に正しい答えというものはない．かといって，相対主義に陥り，他者に対する無関心あるいは思考停止になってもいけない．むしろ，その答えは，その時の状況・文脈・人々の価値観によって都度変遷していく不確実なもののように見えるが，最終的には，人間特有の内的な真善美の中に収束していくものなのではないかと思う．

　したがって，今後 TMS 療法の誤用により不特定多数の患者に重大な悪影響を及ぼすようなことが決してないように，我々は常に潜在的な倫理的問題に目を配り，何らかの倫理的問題が生じた際には慎重に検討を重ねて

JCOPY 498-22938

いく必要がある．そういった意味においても TMS 療法に関わる専門家集団が果たすべき役割や責任は大きい．幸い TMS 療法に対しては，過去にあった悲劇的な治療法に対して見られたスティグマやネガティブなイメージが今のところほぼないため，今後も科学的エビデンスを積み重ねつつ，倫理的な問題可能性に対して真摯な姿勢で対峙していけば，多くの患者にとって有意義な治療法であり続けるであろう．

参考文献

1) Angius L, Pascual-Leone A, Santarnecchi E. Brain stimulation and physical performance. Prog Brain Res. 2018; 240: 317-39.
2) Dresler M, Sandberg A, Bublitz C, et al. Hacking the Brain: Dimensions of cognitive enhancement. ACS Chem Neurosci. 2019; 10: 1137-48.
3) Sauvaget A, Poulet E, Mantovani A, et al. The Psychiatric neuromodulation unit: implementation and management. J ECT. 2018; 34: 211-9.
4) Rossi S, Antal A, Bestmann S, et al. Safety and recommendations for TMS use in healthy subjects and patient populations, with updates on training, ethical and regulatory issues: Expert Guidelines; basis of this article began with a Consensus Statement from the IFCN Workshop on "Present, Future of TMS: Safety, Ethical Guidelines", Siena, October 17-20, 2018, updating through April 2020. Clin Neurophysiol. 2021; 132: 269-306.
5) Silva JACE, Steffen RE. The future of psychiatry: brain devices. Metabolism. 2017; 69S: S8-S12.
6) Klein E, Brown T, Sample M, et al. Engineering the brain: ethical issues and the introduction of neural devices. Hastings Cent Rep. 2015; 45: 26-35.
7) Horvath JC, Perez JM, Forrow L, et al. Transcranial magnetic stimulation: a historical evaluation and future prognosis of therapeutically relevant ethical concerns. J Med Ethics. 2011; 37: 137-43.
8) Wassermann EM. Risk and safety of repetitive transcranial magnetic stimulation: report and suggested guidelines from the International Workshop on the Safety of Repetitive Transcranial Magnetic Stimulation, June 5-7, 1996. Electroencephalogr Clin Neurophysiol. 1998; 108: 1-16.

第8章

TMS 療法の展望と未来：
進化し続けるニューロナビゲーション技術

> Point
>
> ①TMS の DCPFC 部位に対するターゲティング法は，過去四半世紀に亘り，徐々に進化してきている．
>
> ②現在はコネクトミクスを採用した rs-fMRI による機能的結合性を指標にしたターゲティング・アプローチが注目されている．
>
> ③研究面では，個々人の固有の症状クラスターに対応した神経ネットワークをターゲットにするアプローチと個々人のバイオタイプをターゲットにするアプローチの主に 2 つが考案されている．
>
> ④将来的には，個々人の個別の臨床症状と脳活動の時間・空間・位相情報をターゲットに TMS の種々の刺激パラメータを最適化しながら治療していく，クローズド・ループ・ニューロモジュレーションの時代がやってくるかもしれない．

1. TMS 療法の刺激部位のターゲティング方法の変遷 図1

　　治療抵抗性うつ病に対する新たな治療法として確立されてきている TMS 療法は，治療ターゲットとして，主に背外側前頭前野（DLPFC）が選ばれることが多いが，その治療成績はさまざまである．その原因の 1 つとして，うつ病に対する最適な治療標的がまだ定まっていないという問題があるが，すでに確立している DLPFC 部位においてすら，ターゲット方法がまだ最適化されているとはいえず，特に個別化医療の観点からすると今後改善の余地が十分ある．

　　初期の TMS 療法研究では，現在のような MRI を用いた精度の高いターゲット方法がなかったため，運動野のホットスポットから 5 cm 前方を刺

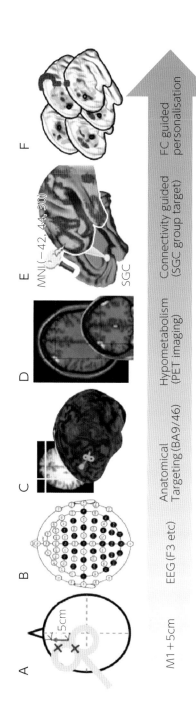

図1 うつ病に対する TMS療法のターゲティング・アプローチの進化

A	B	C	D	E	F
M1+5cm	EEG(F3 etc)	Anatomical Targeting(BA9/46)	Hypometabolism (PET imaging)	Connectivity guided (SGC group target)	FC guided personalisation

(Cash RFH, et al. Biological Psychiatry. 2021: 90: 689–700[1])

激する方法や頭皮計測により DLPFC の大まかな位置を決定する方法など
が主に採用されていた．しかし，これらの方法は DLPFC 上の刺激部位に
バラツキが生じやすく，治療効果に不均一性をもたらす要因となってい
た．近年開発された MRI ガイド下ニューロナビゲーション法は，TMS 療
法の臨床研究で用いられることが多く，被験者の脳の特定部位に TMS コ
イルを正確に配置することができる．ただし，個々人の脳の MRI 画像を用
いたニューロナビゲーション法には，現在さまざまな手法が研究開発され
てきている．最近の研究では，ACC をはじめとした大脳辺縁系と DLPFC
が機能的に繋がっていることが示されており，特に rs-fMRI を用いた研究
では，そのような個々人の機能的結合性を指標に DLPFC 上の最適な TMS
ターゲット部位を同定する方法が検討されてきている．

　脳卒中や脳腫瘍患者を対象とした初期の神経構造画像研究では，左前頭
葉の病変によってうつ病のリスクが上がることが示されてきた．また，う
つ病の機能的神経画像研究においても，左 PFC の代謝が低下している
ことが示され，抗うつ薬治療によってうつ症状が改善すると同部位の代謝が
正常化することも知られていた．このようなうつ病を対象とした初期の機
能的神経画像研究の結果から，当初から TMS 療法では左 DLPFC を治療
ターゲットにするようになった．その後，左 DLPFC に関してもその神経
解剖学的部位や構造には個人差があり，刺激部位の同定の仕方によっても
さらにバラツキが出やすいという問題が明らかになってきた．つまり，
DLPFC は個体内・個体間ともに解剖学的に非常に不均一であり，TMS 療
法による治療反応率は DLPFC のどこを刺激するかによって変わってくる
可能性があることが明らかになってきた．また，その後の病変研究や代謝
画像研究では，左 DLPFC とうつ病の間に単純な一対一の関係性を再現す
ることができなかった．さらに重要なことに，神経画像のネットワーク解
析により，精神疾患は個々の脳領域のドメインだけの障害ではなく，脳全
体の各種ネットワークの障害によって引き起こされる病態であると考えら
れるようになった．それに伴い，TMS 療法においても同様に，ネットワー
ク療法として概念化されるようになってきている．通常，TMS 療法の刺激
は単一の脳領域に適用されるが，その効果は機能的・構造的につながって
いるネットワークを介して伝播される．現在では，脳内の各種結合性と
ネットワークに関するマッピング技術の進歩により，関連する病態ネット
ワークを特定することが可能になった．特に研究レベルでは，これらの病

JCOPY 498-22938

態ネットワークの一部をうつ病の治療ターゲットにすることが積極的に試みられている.

2. 頭皮計測による TMS 療法のターゲティング法

　うつ病に対する rTMS の初期の臨床研究では，DLPFC の標的部位は運動野のホットスポットから前方 5 cm の部位，あるいは Talairach アトラスの Brodmann 領域（BA）46 と BA9 の境界部位にあると定義された．この古典的な 5 cm 法によるターゲティング法は，FDA 承認を得た大規模臨床試験でも使用された．しかし，この方法は個々の患者の頭の大きさや解剖学的構造の違いを考慮していないため，一部の患者では運動前野や前頭眼野が刺激されてしまうといった問題があった．そこで，多くの施設では，平均的な刺激部位をより前方および側方に設定するために，5.5 cm 法または 6 cm 法を採用している．最近の研究では，BA9 と BA46 の境界領域は実際には運動ホットスポットの 6.9 cm 前方にあると推定されているが，これは臨床的には採用されていない．また，BA9 と BA46 の境界線は，1909 年に Brodmann が最初に区画化して以来，何度も再定義されており，個人差も大きいという限界がある．

　これまでの臨床研究では，5〜6 cm 法によるアプローチが最も一般的に採用されているターゲティング法ではあるが，最近では個人の頭部の大きさのバラツキを考慮して，脳波計測における国際 10-20 電極配置法に基づく，新しいターゲティング法も推奨されている．

　国際 10-20 法の電極位置と構造 MRI とのコレジストレーションにより，F3 電極の前外側 1 cm，F3 電極と F5 電極の間，または AF3 電極と F3 電極の間の位置が，DLPFC を確実に標的とすることが示されている．

　その後，頭皮上の測定値（頭長・頭幅・頭囲）に基づいて F3 電極の位置を推定するソフトウェア Beam F3 法が開発された．現在このアプローチは，臨床現場に広く導入されており，高い信頼性で F3 電極の位置を特定することができる．実際，米国の Clinical TMS Society でも Beam F3 法を用いることを推奨している．さらに，Beam F3 法では，従来の 5.5 cm 法などと比べて，DLPFC 部位をより適切に同定することができ，DLPFC ターゲティングの中ではより効果が出やすいアプローチであると考えられている 図3 .

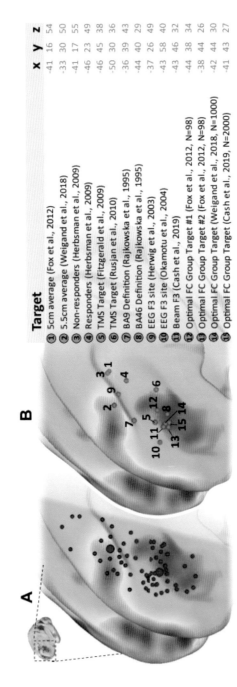

Target	x	y	z
① 5cm average (Fox et al., 2012)	-41	16	54
② 5.5cm average (Weigand et al., 2018)	-33	30	50
③ Non-responders (Herbsman et al., 2009)	-41	17	55
④ Responders (Herbsman et al., 2009)	-46	23	49
⑤ TMS Target (Fitzgerald et al., 2009)	-46	45	38
⑥ TMS Target (Rusjan et al., 2010)	-50	30	36
⑦ BA9 Definition (Rajkowska et al., 1995)	-36	39	43
⑧ BA46 Definition (Rajkowska et al., 1995)	-44	40	29
⑨ EEG F3 site (Herwig et al., 2003)	-37	26	49
⑩ EEG F3 site (Okamotu et al., 2004)	-43	58	40
⑪ Beam F3 (Cash et al., 2019)	-43	46	32
⑫ Optimal FC Group Target #1 (Fox et al., 2012, N=98)	-44	38	34
⑬ Optimal FC Group Target #2 (Fox et al., 2012, N=98)	-38	44	26
⑭ Optimal FC Group Target (Weigand et al., 2018, N=1000)	-42	44	30
⑮ Optimal FC Group Target (Cash et al., 2019, N=2000)	-41	43	27

(Cash RFH, et al. Biological Psychiatry. 2021; 90: 689–700[1])

図2 うつ病に対する TMS療法のターゲティング部位の異質性について

A: 青丸は 5.5 cm 法で固定した場合のターゲットポイントの分布（平均化した部位はより大きなサイズの青丸で表示）．赤丸は Beam F3 法で固定した
場合のターゲットポイントの分布（平均化した部位はより大きなサイズの赤丸で表示）．

B: さまざまなターゲティング方法による刺激部位の分布．

JCOPY 498-22938

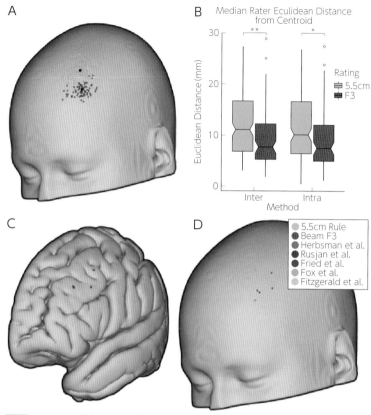

図3 Beam F3法と 5.5 cm法によるターゲティングに関する信頼性の比較（A，B），および他の代表的な TMS研究における DLPFCターゲティングによるグループ平均の中心点の比較（C，D）

（Trapp NT, et al. Brain Stimulation. 2020; 13: 578-81[7]）

3. 脳神経画像による構造・機能・代謝レベルに基づいたニューロナビゲーション

　近年，うつ病の病態生理に関わる神経基盤が徐々に解明されるにつれて，TMS 療法を実施する際のより正確なターゲティング法が求められるようになった．このアプローチの最初の例として，Fitzgerald らは，うつ病の機能的神経画像研究のメタアナリシスを行い，最も一貫して異常を示す左 DLPFC 上の正確な座標を特定した．そして，その座標をターゲットにしたニューロナビゲーションを行い，うつ病患者に対する TMS 療法を

実施した．特に MRI ガイド下ニューロナビゲーションは，被験者の脳構造画像に基づいて，特定の解剖学的部位をターゲットに TMS コイルを配置することができる．MRI ニューロナビゲーション法と従来の 5 cm ルール法を適用した方法の両方で，うつ症状の改善が得られたが，2 つの検証コホートにおいて，ターゲティング・アプローチと臨床経過の間に有意な交互作用はなく，個人間の治療反応のバラツキに関しても明らかな低下はみられなかった．しかし，傾向としては，MRI ニューロナビゲーション法を用いたアプローチの方が治療効果は高く，具体的には 5 cm 法ではうつ病重症度に関して，27％の改善率を示したのに対し，MRI ニューロナビゲーション法では平均約 49％の改善率を示した．一方，MRI ニューロナビゲーション法を用いた他の TMS 療法研究では，シャム条件よりも治療効果が優れていることは示されたが，従来の 5 cm 法による治療成績と比べ，明らかに優れた結果を示すことはできなかった．さらに，頭皮から大脳皮質までの距離を考慮して TMS の刺激強度を調整しても，MRI ニューロナビゲーション法による解剖学的ターゲティングの優位性は確認されなかった．この結果からは，基本的には TMS 療法の効果は強度に依存することが多い一方で，大脳皮質の発火閾値や反応性は脳領域によって異なるか，あるいは，刺激強度と治療効果の関係性はもっと複雑で線形ではない可能性が考えられる．これらの先行研究は，うつ病に対する特定の解剖学的部位を標的とした MRI ニューロナビゲーション法の優位性を明確に示すことができなかったが，恐らくこれらの研究は従来法によるターゲティング法の治療効果との統計学的有意差を検出するためのパワーが不足していたか，そもそもの最適な解剖学的標的が上記で採用されたものとは異なる可能性が考えられる．さらにもっと言うと，MRI ニューロナビゲーション法による解剖学的標的では，DLPFC 内のサブドメイン機能の個人差に対応したターゲティングができないという可能性も考えられる．

　他の先行研究では，うつ病患者における脳代謝の個人差をターゲットにして，TMS 療法の治療成績を改善しようと試みたものがある．ある研究では，各個人の PET データから DLPFC 内で最も代謝が低下している部位を特定し，同部位をターゲットに高頻度 rTMS を適用した．しかし，この研究も含め，同アプローチによる TMS 療法のターゲティング方法は，従来のターゲティング法と比べ，その優位性を示すことはできなかった．このアプローチが上手く行かなかった理由としては，PET 画像の空間分解能

JCOPY 498-22938

が低いということ，それに伴い同ターゲティング法の再現性が不明確であること，PFCにおける代謝低下部位をターゲットにすること自体が抗うつ効果を引き出すには最適な刺激方法ではない可能性があることなどが考えられる．また，うつ病患者を対象にした最近のPET研究では，PRC領域で代謝が最も低下している部位が予想に反して右DLPFCに位置しているケースも多く，うつ病における「気分の側性化」という伝統的な前頭前野非対称性仮説（つまり，右DLPFCの活動性が左DLPFCに対して相対的に高まっているため，右DLPFCに対しては抑制性の低頻度rTMSを実施した方が良いという考え方）に関して疑問を投げかける結果も得られている．

　さらに，うつ病に対するTMS療法のターゲティング方法に関して，最近はタスクfMRIによって特に活性化するDLPFC部位を個別に特定する方法も提案されている．しかし，同アプローチを用いたTMS療法のターゲティング法はまだ研究段階にあり，従来のターゲティング・アプローチと比べ，どの程度の優位性があるのかはまだ未確定である．

4. コネクトミクス時代の脳刺激法

　近年の神経画像研究における多変量解析および機械学習の積極的な適用により，うつ病を含む精神症状の病態基盤は，DLPFCをはじめとした個別の脳領域に焦点を当てた局所モデルから，脳全体に病態が分散していると捉えるネットワークモデルへと徐々にパラダイムシフトしてきている．例えば，うつ病の場合，その病態基盤は，左DLPFCのみに存在するのではなく，左DLPFCやsgACCを中心とした脳内ネットワークの中に分散していることが徐々に明らかになってきた．実際，最近のうつ病ネットワークモデルからは，さまざまな皮質および皮質下の脳領域が関与していることが明らかにされてきており，それに対応して，TMS療法は刺激された領域に限らず，刺激部位と神経連絡している脳領域の神経活動もネットワークを介して神経修飾し，その結果，臨床効果を発現する可能性が示されてきている．

　脳内の各領域はそれぞれ相互に機能的あるいは構造的に神経接続しており，固有の神経ネットワークを形成している．特に同一の神経ネットワーク内では自発的な脳活動が時間的変動を共有しているという特徴があり，

このような分散したネットワークは外部からの刺激がなくとも検出できるため，デフォルトモードあるいは安静状態ネットワークと呼ばれている．現在，脳のネットワークを可視化できる神経画像技術にrs-fMRIがあるが，安静時における各種神経ネットワークの計測には，MRI計測中の被験者の負担がほとんどなく，タスクfMRIのような課題に関する指示理解やその実行能力の違いによる影響を受けないというメリットがある．さらに，rs-fMRIによる神経ネットワークの同定は，従来のタスクベースのfMRIと比べ，再現性が高いことが示されている．rs-fMRIによる各種神経ネットワーク内およびネットワーク間の機能的結合性の程度や関係性は，精神神経疾患ではしばしば変化するが，TMS療法をはじめとした脳刺激治療が奏功すると部分的に正常化することが知られている．DLPFCの中にも各種サブドメインが存在し，それぞれが異なる神経ネットワークに関与して分布していることが明らかになっており，従来のTMS療法において治療反応にバラつきがあった背景には，ターゲティング方法やその精度の違いが影響している可能性がある．このように，脳の特定部位をターゲットとする従来の方法から脳内の特定の神経ネットワークをターゲットとするアプローチへの移行は，うつ病に対するTMS療法の治療成績の向上に寄与する可能性がある．rs-fMRIを用いたもう一つの臨床応用は，脳内の機能的結合性を指標にどの患者がTMS療法に反応するかを予測することである．こちらについても今後のさらなる臨床研究でその応用可能性が試されることであろう．

5. 前帯状皮質膝下部との機能的結合性に基づいた TMS療法のターゲティング方法

　2012年にFoxらが，上述したrs-fMRIによる脳内の機能的結合性を指標にTMS療法のターゲット部位を特定していく方法が，うつ病の治療反応性の改善に寄与する可能性を示した．同研究では治療開始前のベースライン時点で撮像したrs-fMRIデータをレトロスペクティブに解析した結果，前帯状皮質膝下部（sgACC）との間の機能的結合性が強い負の相関を示すDLPFC部位をたまたま治療ターゲット部位として刺激していた症例では，抗うつ効果がより高かったという観察結果が得られた 図4．sgACC（SGC）は，うつ病における感情の制御と処理の異常に関連しており，PFC

JCOPY 498-22938

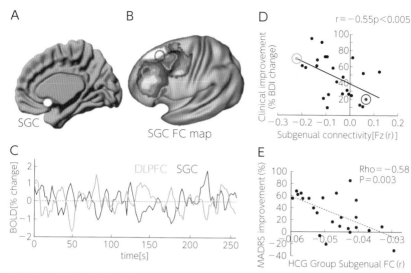

図4 TMS療法に対する抗うつ反応は，DLPFC 上の刺激部位と sgACC（SGC）との間の機能的結合性に関連している

A・B: SGC における内因性の自発活動をハブとした場合の DLPFC 上の機能的結合性指標のマッピング．SGC の活動性と正の相関を示す DLPFC 部位を赤，負の相関を示す DLPFC 部位を青で示す．

C: DLPFC と SGC における BOLD 信号の時系列変化をそれぞれ緑と赤で示す．特に両者の機能的結合性が強い負の相関を示す場合の変化図の一例．

D・E: うつ症状の改善率が高いほど，DLPFC 上の刺激部位と SGC の間の機能的結合性はより大きな負の相関を示した．D において治療効果が良好だったケースを緑丸，不良だったケースを赤丸で示している．

(Cash et al. Biological Psychiatry. 2021: 90; 689-700)

や辺縁系にも広く神経接続している．また，さまざまな種類のうつ病治療により，病態が改善すると sgACC（SGC）を中心とした神経ネットワークも正常化することが知られている．

　実際，DLPFC 上の刺激部位における SGC-DLPFC の機能的結合性と治療反応との関連性は 3 つの異なる臨床コホートで再現されており，異なる患者集団，方法論，MRI スキャナー，TMS 治療器，DLPFC ターゲティング・アプローチ（5.5 cm，認知活性化，Beam F3）にかかわらず，一貫した結果が得られている．具体的には，SGC との機能的結合性の負の相関が最大となる DLPFC 部位近傍を刺激した場合にうつ症状が 60～70% 減少したが，そこから距離的に離れた DLPFC 部位を刺激した場合には，治療反応がみられないか，うつ症状が悪化することが示された．さらに，SGC-DLPFC の機能的結合性と治療反応の関係は，偽刺激ではみられず，実刺

激を受けた被験者に特有の結果であることも示されている．したがって，これらの知見から，機能的結合性に関して SGC と最も反相関する DLPFC 部位が，うつ病に対する TMS 療法の最適なターゲット部位になりうることが示されている．ただし，この rs-fMRI の SGC-DLPFC の機能的結合性に基づいたターゲティング法による TMS 療法が，従来の頭皮計測によるターゲティング法（5 cm ルールや Beam F3 法）や構造 MRI データに基づいたより精密な決め打ちのターゲティング法と比較して，より有効かつ一貫した治療効果をもたらすのかどうかについては，今後，前向きの臨床試験で比較検証していく必要がある．また，SGC-DLPFC の機能的結合性を指標にしたターゲティング法が，うつ病に対する TMS 療法の最適なアプローチなのかどうかは現時点ではまだ明らかではない．よって，今後は rs-fMRI による SGC をハブとした機能的結合性をターゲットにしたアプローチを採用するにしても，うつ病に関連する他の脳領域との機能的結合性に関しても検討していく必要性があるだろう．

6. 個々人の機能的結合性に基づいた TMS 療法のターゲティング・アプローチ

　上述の SGC-DLPFC の機能的結合性に基づいた TMS 療法のターゲティング・アプローチは，脳の機能的結合性の個人差を考慮すると，すべての患者や被験者に最適であるとは限らない．上述の rs-fMRI の機能的結合性を指標としたターゲティング方法は，1,000 人の健常者の rs-fMRI データをグループ平均した機能的結合性に基づいている．この平均化により，SGC 領域の低い S/N 比を補い，強固なマップを得ることができるが，同部位の機能的結合性の個別性を捨象してしまうという限界がある．そのため，多くの先行研究では，機能的結合性の個人差に基づいて刺激部位を個別化することによって，TMS 療法の治療成績をより改善させることができるのではないかと考察している．実際，最近の SGC-DLPFC の機能的結合性を指標に刺激部位を同定する研究では，DLPFC 上に特定される標的部位の解剖学的範囲が広く，個人差が大きいことが示されている．その理由としては，PFC 領域は，細胞構築・解剖学的形態・神経機能・結合性等の観点において，個人差が最も大きく現れやすい部位であるという背景がある．よって，これらの個人差を考慮した TMS 療法のターゲティング

JCOPY 498-22938

を可能にするためには，個人レベルの rs-fMRI データの S/N 比の限界を克服する必要がある．ただし，ここ数年間で rs-fMRI の計測・前処理・解析技術が格段に進歩してきたため，十分なデータがあれば，機能的なネットワーク構造の個人差を明らかにすることができるようになってきた．rs-fMRI による機能的結合性を指標にして，個別化ニューロナビゲーションを実装した臨床研究の中には，非常に高い反応率や寛解率を示す報告があるものの，この rs-fMRI による個別化ニューロナビゲーションが従来のターゲティング法と比べ，TMS 療法の有効性を有意に高めるかどうかは，今後，比較対照群を置いたより大規模なサンプルサイズによる前向き臨床試験による検証が必要である．

7. 症状特異的な神経ネットワークに基づいた TMS 療法のターゲティング・アプローチ

　最近の別の研究では，SGC-の DLPFC 機能的結合性に基づく TMS ターゲティング法は，うつ病の全ての症状に対して必ずしも最適なニューロナビゲーション方法ではない可能性も指摘されている．具体的には，別々の症状クラスターがそれぞれ異なる神経ネットワークに対する TMS 療法に反応する可能性が示唆されている．SGC と機能的結合性が反相関している DLPFC の前外側の部位は，悲しみ・興味の低下・希死念慮などを症状クラスターとした「不快症状」の緩和に効果的であり，DLPFC の後側とmPFC 部位は，不眠・性欲減退・イライラなどを症状クラスターとした「不安身体症状」の改善に効果的である可能性が指摘されている 図5 ．したがって，うつ症状のパターンに応じて，異なる神経ネットワークをターゲティングしていくことが治療戦略上，有効かつ効率的である可能性がある．

8. TMS 療法における左 DLPFC 以外のターゲット部位

　これまで TMS 療法の大部分が，左 DLPFC に対する高頻度 rTMS を適用してきたが，うつ病では他の TMS ターゲット部位や刺激パラメータを用いた臨床研究も数多くなされてきている．左 DLPFC 以外で最もありふれた刺激部位は右 DLPFC に対する低頻度 rTMS であり，無作為化試験で

A

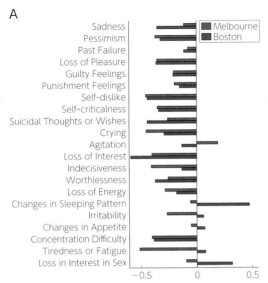

Correlation of SGC-FC with Symptom Improvement

B

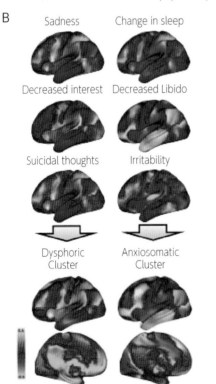

図5 うつ症状の特異性と
　　症状クラスター

A: TMS のターゲット部位が SGC との機
能的結合性が最も低下している
DLPFC 部位に近づくにつれて，うつ
病の多くの症状が改善する．DLPFC-
SGC の機能的結合性によるターゲ
ティング法で治療効果が低かった症
状は，焦燥感，睡眠パターン，イライ
ラ，食欲，疲労，性的関心であった
（ただし，これらの症状に関して，ボ
ストンとメルボルンの結果には乖離
も認められた）．これらのうつ症状が
メインのうつ病患者に対しては，別の
刺激部位をターゲットとした TMS 療
法の方が良い可能性がある．

B: 古典的な 5〜5.5 cm ルールによる治
療ターゲティング法における治療反
応を用いて，症状に特異的な空間的
TMS ターゲティング部位を特定した
ものを示す．これらの症状マップを
合わせると，TMS 治療後の不快症状
（悲しみ，興味の低下，自殺願望）ま
たは不安身体症状（睡眠の変化，性欲
減退，心配/苛立ち）のいずれかの症
状クラスターの改善に対応する 2 つ
の異なる空間プロファイルが生成さ
れることが明らかとなった．よって，
近い将来，特定の症状クラスターを
効率的に改善することを目的に個別
の rs-fMRI データから空間的に TMS
をターゲティングすることが個人的
に可能になるかもしれない．カラー
バーは，各症状の改善とターゲット
部位に対する機能的結合性の空間的
な相関を示す．図に示された治療反
応プロファイルは，TMS 治療後の結
果からレトロスペクティブに解析・
作成したものであるため，今後の前
向き臨床研究でそれらの結果に再現
性があるかを確認していく必要があ
る．

(Cash RFH, et al. Biological Psychia-
try. 2021: 90; 689-700[1])

は左 DLPFC への高頻度 rTMS と同等の臨床効果があることが示されている.

　高頻度および低頻度の rTMS パラダイムは,これまで大脳皮質の活動性をそれぞれ興奮,抑制し,うつ病の興奮抑制バランスを正常化することを想定して行われてきた.しかし,1 Hz の rTMS が大脳皮質の活動性を低下させるのかのどうかはまだ確定的なものではなく,刺激強度に応じて,高強度では抑制性から興奮性にシフトする可能性がある.同様に持続性 TBS においても高強度で刺激すると抑制効果ではなく促進効果を引き起こすことがあるという現象が知られている.この観察結果と類似して,一般的には左 DLPFC に対しては高頻度 rTMS の方がよりロバストな抗うつ効果をもたらすことが知られているが,同部位への低頻度と高頻度の rTMS の効果を比較した研究では,同程度の抗うつ効果が引き起こされうることが報告されている.以上の結果を考慮すると,rTMS が左右の DLPFC 間の皮質活動の興奮・抑制の不均衡を是正するという素朴な仮定は単純すぎるのかもしれない.今後の右 DLPFC の TMS ターゲット部位に関する機能的結合性に基づく研究は,これまで左 DLPFC に関して報告されてきた研究と同様に,SGC-DLPFC 間の機能的結合性が TMS 療法の治療反応を媒介するかどうかを明らかにできるかもしれない.上述したように,高頻度および低頻度の rTMS が機能的結合性に関してデフォルトで正反対の変化を惹起するわけではないことは留意すべきである.実際,機能的結合性への影響は TMS の刺激部位および刺激周波数に依存し,現時点ではデータ数が少ないため,それらを事前に予測することは困難である.

　TMS 療法の他のターゲット部位としては,DMPFC や OFC がある. DMPFC をターゲットにすることの意義は,うつ病の病態ネットワーク研究に基づいており,特に DMPFC は衝動性制御に関与していることがわかっている.また,うつ病の DMPFC に対する rTMS 臨床研究では,従来の DLPFC をターゲットにした rTMS と同等の反応率と寛解率が得られ,治療反応性に関して二峰性の分布を示すことがわかっている.さらに,最近話題になった機械学習を適用したうつ病のバイオタイピング研究では,全脳の機能的結合性を指標にして,うつ病患者を 4 つのバイオタイプに分類し,その中の特定のバイオタイプに属するうつ病患者では,DMPFC に対する rTMS の治療反応率が顕著に高いことが示された.

　外側 OFC は,腹側線条体からの古典的な報酬系の投射を補完する非報

酬経路として注目されている．実際，DMPFC-rTMS を実施しても反応が得られなかったうつ病患者に対して，1 Hz の低頻度 rTMS を右外側 OFC に実施した臨床研究では，一部の患者に有意な抗うつ効果（24％の寛解率）をもたらされた．

9. ニューロナビゲーション技術の進化の方向性

　rs-fMRI の機能的結合性に基づいた TMS 療法のターゲティング法がうつ病治療における臨床的な改善をもたらす可能性が徐々に示されてきているが，これらのエビデンスの多くは，現時点ではレトロスペクティブな分析結果に基づいているという限界がある．今後の課題は大規模な無作為化二重盲検並行群間比較臨床試験において，機能的結合性に基づいた TMS ターゲティング方法を前向きに評価し，従来の頭皮ベースのターゲティング法と比較して，その優位性を統計学的に検証することである．このようなニューロナビゲーション技術の精緻化によるプレシジョン・メディシンを目指した臨床研究は，それぞれの臨床症状やバイオタイプに基づいた患者の層別化および治療の個別化に向けた新しいターゲティング方法を生み出す可能性がある．さらに，それと同時にうつ病の病態ネットワークのさらなる解明にも繋がる可能性がある．DLPFC 以外の標的部位として，DMPFC や OFC は有望な代替標的部位になり得る可能性がある．具体的には，それらの部位に対する TMS 療法のターゲティング・アプローチは，既存の TMS ターゲティング法では無効であった症例に対して，より有効かつ効率的な介入方法になり得る可能性がある．

10. 空間情報以外の時間・位相・刺激強度パラメータを指標とした TMS ターゲティング・ニューロナビゲーション技術

　大脳皮質の興奮・抑制バランスや脳の内因性のリズムに合わせた時間的なチューニング技術の開発も今後は重要になってくる可能性がある．同様に TMS は脳波の振動活動における特定の位相に合わせて刺激すると，より効率的に TMS の効果を発現する可能性もある．現在，革新的なクローズド・ループシステムが研究開発段階にあり，近い将来，脳波を計測しながらリアルタイムに脳情報をデコーディングすることで，個々人の特定の

JCOPY 498-22938

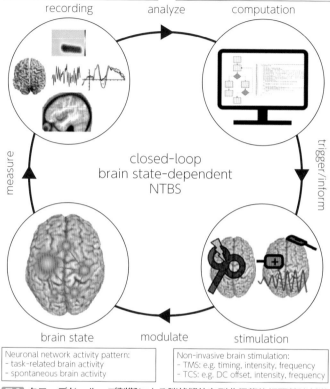

図6 クローズド・ループ制御による脳状態依存型非侵襲的経頭蓋脳刺激の未来

(Bergmann TO, et al. Neuroimage. 2016; 140: 4-19[9])

脳部位における脳活動を特定のタイミングや位相に合わせて TMS を与えることによって，刺激パラメータを個別に最適化することができるようになるかも知れない図6.

　さらに，感情や認知に関わる神経ネットワークを活性化するようにデザインされた認知行動課題中に TMS 療法を実施すると，その活性化された神経回路に関わる臨床症状の改善効率が上がるかもしれない．また，TMS 療法の効果発現に関わる時間・空間をはじめとした潜在的な生物物理学的パラメータは無数にある図7．これまで示してきたように，うつ病患者の「どこの脳部位にアプローチするべきか？」といった TMS 療法のターゲッ

Where to stimulate?
Determine target site &
device position/orientation
for stimulation based on...

When to stimulate?
Determine target onset/time window
relative to task or spontaneous event
for stimulation based on...

How to stimulate?
Determine specfic parameters
for stimulation such as...

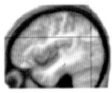

functional localizer

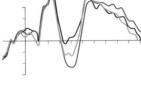

induced power

stimulation intensity

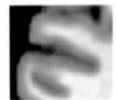

source localization

latency of evoked responses

stimulation frequency

individual gyral anatomy

oscillatory phase

pulse/wave form

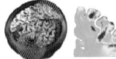

local strength of electric field

oscillatory power

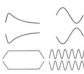

polarity

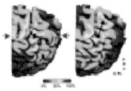

local direction of current flow

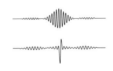

occurrence of specific events

図7 神経画像および神経生理学的指標は，非侵襲的脳刺激をどの脳部位に，どのタイミングで，どのように与えるべきかを教えてくれる可能性がある

(Bergmann TO, et al. Neuroimage. 2016)

JCOPY 498-22938

ト部位の最適化に関する研究の進歩が，その後の「TMS をどのように適用するべきか？」といった研究開発の指針となり，またそれを補完するものになり得る．上述のニューロナビゲーション技術の総合的な進歩と革新によって，うつ病に対する TMS 療法の最適化，ひいては治療効果のさらなる改善に繋がる可能性がある．

11. 結語

TMS 療法に関する神経画像研究の進展により，ニューロナビゲーション技術やその方法論は格段に進化してきている．それらの技術革新に合わせて，今後うつ病に対する TMS 療法の治療効果は，益々改善されていく可能性がある．MRI 撮像費用は，うつ病に対する TMS 療法全体の費用に比べれば，大したコストではない．しかし臨床現場における TMS 療法の実践において，脳の器質性疾患の除外目的を越えて，個々の精密なニューロナビゲーションを実装するために，頭部 MRI 検査をルーチンで実施することの正当性と意義は今後検討していかなければならない課題になるかもしれない．上記のニューロナビゲーションは現時点で技術的には実装可能であるが，限られた医療資源や人材の有効活用という観点からすると，まだ限界があると言わざるを得ない．したがって，今後は，ニューロナビゲーションのクオリティと精度を維持したまま，同様のターゲティングができるような運用面の簡素化や迅速化を目指したアプリケーション開発も必要になってくるであろう．また改めて研究面で言えば，うつ病の個別の症状によって必要とされる TMS のターゲット部位は本当に異なるのか，個別の rs-fMRI の機能的結合性マッピングが TMS のターゲット部位同定の精度を本当に向上させるのか，機能的結合性に基づいたターゲティング方法が TMS 療法の有効性を本当に向上させるのか，などについては，今後の前向き無作為化二重盲検並行群間比較試験による厳密な検証が必要である．さらに，今後の TMS 療法の空間的ターゲティング方法の開発は，他の刺激パラメータの最適化と並行して行うことが望ましい．というのは，これらのパラメータは共に TMS 療法の臨床効果を改善する可能性があるからである．実際，TMS 療法のターゲット部位となる PFC 領域は，機能的多様性が最も高い脳部位であるため，グループレベルの固定的な構造的ターゲティング方法によるアプローチでは最適な TMS 療法を実

装することが困難である可能性が高い．したがって，今後は個々の脳の特徴に対応した個別化・最適化ターゲティングを高い精度と信頼度で特定できる方法の開発がより重要になってくるものと考えられる．さらに，このようなターゲティング・アプローチによるニューロナビゲーションの原理は，技術としての普遍性が高く，他の精神神経疾患に対する TMS 療法のターゲティング法としても幅広く応用できる可能性が高い．

参考文献

1) Cash RFH, Weigand A, Zalesky A, et al. Using brain imaging to improve spatial targeting of transcranial magnetic stimulation for depression. Biol Psychiatry. 2021; 90: 689-700.
2) Cash RFH, Cocchi L, Lv J, et al. Personalized connectivity-guided DLPFC-TMS for depression: Advancing computational feasibility, precision and reproducibility. Hum Brain Mapp. 2021; 42: 4155-72.
3) Ozdemir RA, Tadayon E, Boucher P, et al. Individualized perturbation of the human connectome reveals reproducible biomarkers of network dynamics relevant to cognition. Proc Natl Acad Sci U S A. 2020; 117: 8115-25.
4) Dubin MJ, Liston C, Avissar MA, et al. Network-guided transcranial magnetic stimulation for depression. Curr Behav Neurosci Rep. 2017; 4: 70-7.
5) Momi D, Ozdemir RA, Tadayon E, et al. Network-level macroscale structural connectivity predicts propagation of transcranial magnetic stimulation. Neuroimage. 2021; 229: 117698.
6) Mir-Moghtadaei A, Caballero R, Fried P, et al. Concordance between BeamF3 and MRI-neuronavigated target sites for repetitive transcranial magnetic stimulation of the left dorsolateral prefrontal cortex. Brain Stimul. 2015; 8: 965-73.
7) Trapp NT, Bruss J, Johnson MK, et al. Reliability of targeting methods in TMS for depression: Beam F3 vs. 5.5 cm. Brain Stimul. 2020; 13: 578-81.
8) Fitzgerald PB. Targeting repetitive transcranial magnetic stimulation in depression: do we really know what we are stimulating and how best to do it? Brain Stimul. 2021; 14: 730-6.
9) Bergmann TO, Karabanov A, Hartwigsen G, et al. Combining non-invasive transcranial brain stimulation with neuroimaging and electrophysiology: Current approaches and future perspectives. Neuroimage. 2016; 140: 4-19.
10) Zrenner B, Zrenner C, Gordon PC, et al. Brain oscillation-synchronized stimulation of the left dorsolateral prefrontal cortex in depression using real-time EEG-triggered TMS. Brain Stimul. 2020; 13: 197-205.
11) Downar J, Geraci J, Salomons TV, et al. Anhedonia and reward-circuit connectivity distinguish nonresponders from responders to dorsomedial prefrontal repetitive transcranial magnetic stimulation in major depression. Biol Psychiatry. 2014; 76: 176-85.
12) Cash RFH, Cocchi L, Anderson R, et al. A multivariate neuroimaging biomarker of individual outcome to transcranial magnetic stimulation in depression. Hum Brain Mapp. 2019; 40: 4618-29.

JCOPY 498-22938

13) Drysdale AT, Grosenick L, Downar J, et al. Resting-state connectivity biomarkers define neurophysiological subtypes of depression. Nat Med. 2017; 23: 28-38.

14) Feffer K, Fettes P, Giacobbe P, et al. 1 Hz rTMS of the right orbitofrontal cortex for major depression: Safety, tolerability and clinical outcomes. Eur Neuropsychopharmacol. 2018; 28: 109-17.

15) Siddiqi SH, Taylor SF, Cooke D, et al. Distinct symptom-specific treatment targets for circuit-based neuromodulation. Am J Psychiatry. 2020; 177: 435-46.

16) Donse L, Padberg F, Sack AT, et al. Simultaneous rTMS and psychotherapy in major depressive disorder: Clinical outcomes and predictors from a large naturalistic study. Brain Stimul. 2018; 11: 337-45.

17) Neacsiu AD, Luber BM, Davis SW, et al. On the concurrent use of self-system therapy and functional magnetic resonance imaging-guided transcranial magnetic stimulation as treatment for depression. J ECT. 2018; 34: 266-73.

TMS療法の成人のうつ病以外の精神疾患への適用可能性

現在，本邦で保険収載されているrTMSの適用疾患は，「18歳以上の成人の中等症以上の薬物治療抵抗性あるいは低耐性の大うつ病性障害」となっているが，今後はさらなる医学的エビデンスの集積によって，成人のうつ病以外の精神疾患にもTMS療法が適用拡大されていく可能性が十分ある．本章では，その可能性のある精神疾患について，オムニバス形式で現在のエビデンス状況について簡単に紹介する．ただし，こちらに紹介した内容はあくまでもまだ臨床研究段階にあるものであるため，これらをそのまま臨床現場に持ち込んで臨床応用しようとすることは，医療倫理に反する．よって，そのような行為は慎むよう留意されたい．また，TMS療法の適用外使用を検討する際にはTMS療法の専門家に必ずコンサルトし，そのリスクとメリットを十分吟味した上で判断する必要がある．

1. 小児・思春期うつ病

小児・青年期のうつ病は，従来の薬物療法の適用がなかったり，反応に乏しかったりすることが多いため，安全かつ有効な新たな治療法の確立が必要とされている．思春期の治療抵抗性うつ病に対するrTMSの有効性と安全性を検討したシステマティックレビューでは，大部分の臨床研究において2〜8週間のrTMSでうつ症状が改善しており，同治療が思春期症例においても有効である可能性が示唆されている．最もありふれた有害事象は頭皮痛であり，従来の報告と同様であった．現時点では，小児・思春期症例においても，rTMSの実施に伴う軽躁症状やけいれん発作の誘発のリ

スクは非常に低いと考えられている．また，rTMS 実施中に希死念慮や認知機能が悪化したという報告はない．しかしながら，小児・思春期の治療抵抗性うつ病に対する rTMS が有効であるというエビデンスだけでなく，忍容性や有害事象の観点からも特に問題がないことについて，今後無作為化二重盲検プラセボ対照試験による厳密な検証が必要である．

2. 周産期うつ病・産後うつ病

　周産期うつ病に対する rTMS の安全性と有効性のデータは限られているが，同疾患に対する rTMS の安全性・受容性・有効性に関するシステマティックレビューでは以下の結果が示されている．1 つの無作為化プラセボ対照比較試験では，周産期うつ病に対する rTMS の抗うつ効果の効果量は 0.87 であった．実刺激群では反応率が 41〜71％，寛解率が 21〜30％であった．周産期うつ病に対する rTMS の受容性と忍容性は高く，治療中止を希望する患者はほとんどいなかった．また，これらの臨床研究において重篤な有害事象の報告はなかった．また，周産期の妊産婦集団で観察された副作用の発生頻度についても非周産期の妊産婦集団で観察されたものと差異はなく，産科および新生児の合併症の頻度は実刺激・シャム刺激ともに低く，両群に差異はみられなかった．ただし，周産期うつ病に対する rTMS 臨床試験の数がまだ少ないため，今後のさらなる無作為化二重盲検プラセボ対照比較試験による検証が必要である．

　また，周産期うつ病に対する rTMS の有効性を調べた別のメタ解析研究では，治療の効果量が 1.39（95％CI: 0.94-1.84），感度分析の効果量が 1.07（95％CI: 0.69-1.46）であり，有意な効果が認められた．他方，周産期うつ病に対する rTMS の副作用の効果量は 0.35（95％CI: 0.21-0.51）であり，母体や胎児への重篤な副作用はなかった．

　また，rTMS は産後うつ病に対する有用な治療法としての可能性もあり，これまでに無作為化二重盲検プラセボ対照比較試験から症例報告まで複数の臨床研究が実施されている．これらの臨床研究には出産直後から産後 12 カ月までの被験者が含まれていた．産後うつ病に対する rTMS は 4 週目には有意な抗うつ効果を示し，研究の途中で脱落する被験者も少なかった．ただし，現時点では該当する研究数が少なく，研究バイアスのリスクも高い．したがって，今後はより有効な刺激パラメータを同定するた

第9章　TMS療法の成人のうつ病以外の精神疾患への適用可能性

めに，多施設共同無作為化二重盲検プラセボ対照比較試験により，産後う
つ病に対するrTMSの臨床的有効性をより厳密に証明していく必要がある.

3. 双極性うつ病（双極性障害のうつ病相）

　　双極性うつ病に対するrTMSの臨床研究の数は増えてきているが，まだ
十分なエビデンスは確立されていない. 双極性うつ病に対するrTMSの有
効性を検討した無作為化二重盲検プラセボ対照比較試験の結果に関するシ
ステマティックレビューでは，反応率はプラセボシャム刺激群に比べて
rTMS群の方が高かった（オッズ比＝2.72, 95％CI: 1.44-5.14）. 刺激プロ
トコルを個別に分析すると統計学的に有意な結果は，左DLPFCをター
ゲットにした高頻度rTMSのみで認められた（オッズ比＝2.57, 95％CI:
1.17-5.66）. ただし，同システマティックレビューが示す限界として，双
極性うつ病だけに特化したrTMSの大規模な無作為化二重盲検プラセボ対
照比較試験の数が不足しているため，現時点では確定的な結論が出せない
という点があげられる.

　　また別のメタ解析研究では，双極性障害のうつ病相と躁病相に対する
rTMSの有効性と忍容性を検討しており，以下の結果が示された. 双極性
うつ病を対象としたrTMSの臨床試験では，シャムコントロール群と比較
して，rTMS群ではわずかではあるが有意なうつ病スコアの改善を認め
た. さらに，rTMS群はシャムコントロール群よりも高い寛解率をもたら
し，反応率も高い傾向がみられた. ただし，躁状態に対するrTMSの治療
効果については結論が出なかった. 双極性障害のうつ病相および躁病相と
もに，rTMSによるけいれん誘発などの重篤な有害事象の報告はなかっ
た. 双極性障害におけるrTMSの副作用は，うつ病におけるものと同様で
あり，具体的には，頭痛・眩暈・睡眠障害などであった. また，rTMSに
起因する躁転のリスクは低いと考えられた. 総じて，rTMSは双極性うつ
病に対する治療法として安全かつ有効な手段であると考えられるが，躁病
に対する有効性はまだ十分示されておらず，今後より厳密な無作為化二重
盲検プラセボ対照比較試験による検証が必要である. また，繰り返しにな
るが，双極性障害患者に対するrTMSの適用に関する臨床研究データはま
だ限られているため，その有効性を検証するためには，十分なサンプルサ
イズによる大規模な無作為化二重盲検プラセボ対照比較試験が必要であ

JCOPY 498-22938

る. また, 双極性障害への rTMS が躁病や混合性エピソードに対しても有効なのかどうか, さらには, 気分安定化作用や希死念慮・自殺企図に対する改善効果もあるのかどうか, といった検証に関してはより大規模な臨床試験が必要である.

4. 強迫性障害

強迫性障害 (Obsessive compulsive disorder: OCD) に対する rTMS の短期的な臨床効果について調べた無作為化二重盲検プラセボ対照比較試験に関するシステマティックレビューでは以下の結果が示されている. まず, 全体的な有効性に関しては, rTMS 群はシャムコントロール群と比べ, 大きな効果量 (g = 0.71; 95%CI: 0.55-0.87; p < 0.001) をもって, 有意な治療効果を認めた. さらに, ターゲットの部位別でみると, 補足運動野 (supplementary motor cortex: SMA) (g = 0.56; 95%CI: 0.12-1.01; p < 0.001), 左 DLPFC (g = 0.47; 95%CI: 0.02-0.93; p = 0.02), 両側 DLPFC (g = 0.65; 95%CI: 0.38-0.92; p < 0.001), 右 DLPFC (g = 0.93; 95%CI: 0.70-1.15; p < 0.001) と各刺激部位において有効な結果を示すことが分かった. また, 刺激周波数で分類しても, 低頻度刺激 (g = 0.73; 95%CI: 0.50-0.96; p < 0.001), 高頻度刺激 (g = 0.70; 95%CI: 0.51-0.89; p < 0.001) とどちらも有効な結果を示すことが分かった. サブグループ解析では, 治療抵抗性でなく, うつ病を併発しておらず, RMT と同等の刺激強度で rTMS を受けた OCD 患者は, そうではないサブグループよりも, より良い治療効果を示した.

OCD に対する rTMS の治療効果に関する別のメタ解析研究では, 全体として OCD に対する rTMS の有効性に関する効果量は 0.79 (95%CI: 0.43-1.15, p < 0.001) であり, [エール・ブラウン強迫尺度 (Yale-Brown Obsessive Compulsive Scale: Y-BOCS)] スコアの減少に中程度の効果があった. 特に SMA をターゲットとした rTMS は, 他の皮質領域をターゲットにした rTMS と比べて Y-BOCS スコアの減少が最も大きかった. サブグループ解析では, 低頻度 rTMS が高頻度 rTMS よりも有効である可能性が示唆された. また, rTMS の介入期間に関しては, 4 週間よりも 12 週間の方が, 治療効果が大きいことが分かった. 同メタ解析研究では, OCD の rTMS に関して, SMA をターゲットとした低頻度 rTMS が最も効

果的である可能性が示唆された．さらに，OCD に対する rTMS の治療効果は治療後も持続し，長期的な効果がある可能性が示された．

さらに，OCD に対する rTMS に関する別のシステマティックレビューでは，現時点では刺激パラメータに関するコンセンサスは得られていないが，少なくとも SMA と OFC をターゲットにした低頻度 rTMS は効果的である可能性が示された．よって，薬物治療抵抗性の OCD に対する rTMS は有効な治療戦略になり得る可能性があり，有害事象のプロファイルも非常に良好であった．今後，既存の rTMS を発展させた深部 TMS 療法(deep TMS) の OCD への臨床応用も期待される．

5. 不安障害

近年の臨床研究では，不安障害患者の PFC に rTMS を適用することで，不安症状および注意分配機能を改善させる可能性があることが示されている．不安障害に対する rTMS の治療効果に関するシステマティックレビューでは，左 DLPFC への高頻度刺激と右 DLPFC への低頻度刺激の両方が，予備的な結果ではあるが，不安障害の症状を軽減する可能性があると報告している．今後は，同疾患に対する rTMS の作用機序を明らかにし，大規模な無作為化二重盲検プラセボ対照比較試験による有用性の検証，さらには刺激プロトコルの最適化を目指した臨床研究を進めていく必要がある．

6. 心的外傷後ストレス障害

これまでの臨床研究で心的外傷後ストレス障害(PTSD)の治療に rTMS が有効であることが示されてきているが，刺激周波数の違いによる臨床効果発現の違いについては現在まだ研究段階にある．そこで，PTSD の DLPFC に対する rTMS の刺激周波数の違いによる臨床効果の差異についてのシステマティックレビューおよびメタ解析では，以下の結果が得られている．低頻度 rTMS は，PTSD 症状とうつ症状のそれぞれを有意に改善させた（PTSD: SMD = 0.92, 95%CI: 0.11-1.72; うつ病: SMD = 0.54, 95%CI: 0.08-1.00）．一方，高頻度 rTMS では，PTSD 症状を全体的に改善させた（PTSD 総得点: SMD = 3.24, 95%CI: 2.24-4.25; 再体験: SMD

JCOPY 498-22938

$= -1.77, 95\%\mathrm{CI}: -2.49\text{-}(-1.04)$；回避：$\mathrm{SMD} = -1.57, 95\%\mathrm{CI}:$ $-2.50\text{-}(-0.84)$；過覚醒：$\mathrm{SMD} = -1.32, 95\%\mathrm{CI}: -2.17\text{-}(-0.47)$；抑うつ：$\mathrm{SMD} = 1.92, 95\%\mathrm{CI}: 0.80\text{-}3.03$；不安感：$\mathrm{SMD} = 2.67, 95\%\mathrm{CI}:$ $1.82\text{-}3.52$）．したがって，高頻度 rTMS および低頻度 rTMS の両方が，PTSD 症状を緩和する可能性が示された．ただし，同レビュー論文では，これらの知見はまだ予備的な結果であるため，今後のさらなる臨床研究を通して，それらの結果の再現性を確認していく必要があると結論づけている．

　また，PTSD に対する rTMS の有効性を無作為化二重盲検プラセボ対照比較試験で検証している研究結果を対象とした別のシステマティックレビューおよびメタ解析においても，rTMS 群はシャムコントロール群と比較して，PTSD およびうつ病重症度の改善において有効であることを示している．しかし，含まれている臨床研究のサンプルサイズが小さいこと，rTMS の治療方法がさまざまであること，結果に一貫性がないことなどから，現時点では PTSD に対する rTMS のエビデンスの質は低いと考えられる．さらに，高頻度 rTMS は低頻度 rTMS と比較して，PTSD およびうつ病に対する治療効果がより大きい可能性が示されている．いずれにしても，同レビュー論文でも PTSD に対する rTMS の有効性のエビデンスを確立するためには，さらなる研究が必要であると結論づけている．

　さらに，PTSD に対する rTMS の別のメタ解析研究では，rTMS のどの刺激パラメータが治療効果と関連するのかを検討しており，左 DLPFC を対象とした rTMS と右 DLPFC を対象とした rTMS との間には有意な差はなく，また，治療パルス数やセッション数の多さも，より良い治療効果とは関連しない可能性が示された．

7. 統合失調症

　統合失調症の陽性症状や陰性症状に対する rTMS の有効性を無作為化二重盲検プラセボ対照比較試験で検証した臨床研究に関するシステマティックレビューおよびメタ解析では以下の結果が得られている．rTMS 群はシャムコントロール群と比較して，幻覚症状（Hedge's $g = -0.51$, $p < 0.001$）と陰性症状（Hedge's $g = -0.49$, $p = 0.01$）を有意に改善させたが，陽性症状（Hedge's $g = 0.28$, $p = 0.13$）は特に変化させなかった．刺

激周波数が 10 Hz 以上であること，刺激強度が 110％安静運動閾値であること，左 DLPFC をターゲットとしていること，介入期間が 3 週間以上あることが，陰性症状の有意な改善と関連していた．本レビューからは，統合失調症においても陽性症状・陰性症状・認知機能障害をはじめとした症状ドメインによって，rTMS の最適なターゲット部位や刺激パラメータが異なる可能性が示された．いずれにしても今後のさらなる研究によって，統合失調症に対する TMS 療法の治療プロトコルの改良が必要不可欠であると考えられる．

　また，統合失調症の幻聴および陰性症状に対する低頻度 1 Hz-rTMS および高頻度 10 Hz-rTMS の有効性をそれぞれ検討した別のシステマティックレビューおよびメタ解析研究では次の結果が示されている．統合失調症における幻聴は，rTMS 群の方がシャムコントロール群よりも有意な改善効果を示した．しかし，この結果は感度分析では安定しておらず，出版バイアスによる影響が大きかった．他方，統合失調症の陰性症状の改善に関しては，rTMS 群とシャムコントロール群との間に有意差はみられなかった．このメタ解析研究からは，統合失調症に対する rTMS の治療的エビデンスは現時点では低いと判断される．統合失調症の幻聴に対する 1 Hz-rTMS は，中等度の効果量でもって，有効性があると考えられているが，この知見のエビデンスレベルを上げるためには，大規模な無作為化二重盲検プラセボ対照比較試験でその有効性を厳密に検証していく必要がある．

8. 軽度認知障害およびアルツハイマー型認知症

　認知機能障害を有する高齢患者に対する rTMS が認知機能に及ぼす影響を検討したシステマティックレビューおよびメタ解析研究があり，同研究では主要アウトカムを〔ミニメンタルステート検査（Mini-Mental State Examination: MMSE）〕または〔アルツハイマー病評価尺度（Alzheimer's Disease Assessment Scale-cognitive subscale: ADAS-Cog）〕で評価した研究を対象とした．その結果，認知機能の改善効果に関して rTMS 群の方がシャムコントロール群よりも，より強いことが示された（Hedges'g = 0.48, 95％CI: 0.12-0.84）．メタ解析結果からは，高頻度 rTMS は高齢者の軽度から中等度のアルツハイマー病（Alzheimer's disease: AD）患

JCOPY 498-22938

者の認知機能の改善に有効である可能性が示された．さらに，同患者群に対するrTMSは，安全性および忍容性の観点においても特に問題のない治療法であることが示された．

また，別のシステマティックレビューおよびメタ解析研究では，軽度認知障害（mild cognitive impairment: MCI）患者およびAD患者に対するrTMSの認知機能改善効果と受容性を比較し，rTMS実施中に認知トレーニングを行うことで，さらなる認知機能改善効果が得られるかどうかを検討している．同研究では，高頻度rTMSは，MCIおよびAD患者において，全般的な認知機能に対する短期的な改善効果をもたらす可能性を示した．他方，rTMS実施中の認知トレーニングは，全般的な認知機能に対して，マイナスの影響を与える可能性が示唆された．1カ月後の追跡調査では，認知トレーニングをadd-onせずに，高頻度rTMSだけを実施した方が，より良い認知機能改善効果をもたらす可能性が示された．さらにMCI患者とAD患者に対するrTMSの効果を比較した場合，AD患者の方がrTMSに対する反応が良好である可能性が示唆された．また，両患者群においてrTMSに対する忍容性は良好であることが示された．

さらに，AD患者の認知機能に対するrTMSの効果に関して，メタ解析した別の研究では，rTMS群はシャムコントロール群と比較して，認知機能を有意に改善させる可能性が示された（SMD: 0.60, 95%CI: 0.35-0.85, $p<0.0001$）．サブグループ解析では，単一ターゲットを刺激した場合の効果量は0.13（95%CI: -0.35-0.62），複数ターゲットを刺激した場合の効果量は0.86（95%CI: 0.18-1.54）であった．また，3回以下のrTMSでは効果量は0.29（95%CI: -1.04-1.62），5回以上のrTMSでは効果量は2.77（95%CI: 2.22-3.32）を示し，有効な治療効果がみられた．rTMSを薬物療法や認知トレーニングと併用した場合，併用療法間で治療効果に関する有意な差は認められなかった．同メタ解析研究からは，rTMSは軽度から中等度のAD患者の認知機能低下を有意に改善し，複数箇所へのTMSターゲッティングと複数セッション（10回以上）のrTMSの実施は，AD患者の認知機能の改善により良い治療効果を発揮する可能性が示された．さらに，ADの病態により関連した楔前部のような新しいターゲット部位へのrTMS介入は，ADの記憶能力を改善するためのより効果的な治療ターゲットになる可能性がある．

また，ADの認知機能に対するrTMSの効果について検討した別のメタ

解析研究では，rTMS に加えて認知トレーニングを同時に実施した場合，rTMS 単独治療と比較して，認知機能の改善効果がより強く引き出される可能性が示された．他方，20 Hz-rTMS は，10 Hz-rTMS や 1 Hz-rTMS よりも認知機能改善効果がより強く発現する可能性が示された．また，高学歴の AD 患者や軽度から中等度の AD 患者は，低学歴の患者や重度の患者と比べて，それぞれ rTMS の治療効果を得やすいという特徴がみられた．同メタ解析結果からは，rTMS は AD 患者の認知機能障害に対する有効な治療法となりうる可能性が示された．ただし，より高いエビデンスレベルを構築するには，今後さらなる大規模無作為化二重盲検プラセボ対照比較試験が必要である．

MCI に対する rTMS の臨床効果について検討した別のメタ解析研究では，rTMS は MCI 患者における全般的な認知機能と言語的流暢性を有意に改善し，実行機能もわずかながら改善させる効果があることが示された．しかし，その他の認知ドメインに関しては有意な改善はみられなかった．

さらに別のシステマティックレビューでは，MCI および AD における複数の認知ドメインに対する rTMS の刺激パラメータのさまざまな組み合わせによる有効性を系統的に検討しており，以下の結果が示された．認知機能の改善において，rTMS 群はシャムコントロール群よりも全体的に中程度から大きな効果量（0.77）を示した．サブグループ解析では，①左DLPFC を対象とした高頻度 rTMS および右 DLPFC を対象とした低頻度rTMS は記憶障害を有意に改善し，②右下前頭回をターゲットにした高頻度 rTMS は遂行能力を有意に改善し，③5〜30 回の連続した rTMS セッションは 4〜12 週間持続する認知機能改善効果をもたらすことが明らかになった．

また，AD に対する rTMS の有効性と安全性を評価するために，無作為化二重盲検プラセボ対照比較試験の結果をシステマティックレビューおよびメタ解析した研究では，以下の結果が得られた．rTMS 群はシャムコントロール群と比べ，ADAS-Cog（SMD: -3.65, 95%CI: -5.82-(-1.48), p $= 0.001$）で評価した認知機能に関して有意な改善をもたらしたが，MMSE（SMD: 0.49, 95%CI: -1.45-2.42, p $= 0.62$）では特に有意な改善はみられなかった．また，rTMS 群は，シャムコントロール群と比べ，全体印象度を有意に改善した（SMD: -0.79, 95%CI: -1.24-(-0.34), p $= 0.0006$）．他方，気分（SMD: -1.36, 95%CI: -3.93-1.21, p $= 0.30$）および機能的

JCOPY 498-22938

パフォーマンス（SMD: 0.59, 95％CI: − 1.21-2.38, p = 0.52）に関しては，rTMS 群とシャムコントロール群との間で有意な差はみられなかった．また，低頻度 rTMS を含む 1 つの臨床試験のみが，認知・気分・機能的パフォーマンスに関して有意な改善を示した．有害事象は rTMS 群およびシャムコントロール群ともにほぼ認められなかった．したがって，AD に対する rTMS は忍容性が高く，認知機能の改善や全体印象度の改善が期待できる治療法であると考えられる．

さらに，AD の周辺症状である行動・心理症状（（Behavioral and Psychological Symptoms of Dementia: BPSD）に対する rTMS の効果に関するシステマティックレビューおよびメタ解析では，BPSD に対する改善効果（SMD: − 0.58, 95％CI: − 1.02-（− 0.14），I^2 = 0％）を認め，rTMS の有効性を示す結果となった．ただし，AD の BPSD に対する rTMS の臨床効果を検証した研究数はまだ少ないため，今後さらなる大規模な無作為化二重盲検プラセボ対照比較試験による検証が必要である．

9. うつ病における認知機能障害

うつ病に伴う認知機能障害に対するrTMSの治療効果に関するシステマティックレビューおよびメタ解析研究では，高齢うつ病患者の実行機能に対する rTMS の有効性は認められなかった．ただし，メタ回帰分析では，うつ病の実行機能低下に対する rTMS の治療効果は，うつ症状の改善効果と正の関係にあることが示された．この結果はあくまでも両者の相関関係を示すものであるため，うつ症状と実行機能の治癒過程それぞれの間の因果関係までは示すことはできないという限界はある．

また，うつ病患者の DLPFC に対する rTMS が各認知機能の改善に関連するかどうかを調べた別のシステマティックレビューおよびメタ解析研究では，rTMS 群はシャムコントロール群と比べ，大部分の認知課題に関して特異的な認知機能改善効果を示さなかった．ただし，rTMS 群はシャムコントロール群と比べ，trail making test (TMT) part A (g = 0.28, 95％CI: 0.06-0.50) および TMT part B (g = 0.26, 95％CI: 0.06-0.47) のパフォーマンスにおいて中等度の改善効果を示し，精神運動速度・視覚走査・セットシフト能力に関して特異的な認知機能改善効果をもたらす可能性がある．

さらに，うつ病の DLPFC に対する rTMS が認知機能プロファイルに与える影響について調べた別のシステマティックレビューでは，一部のうつ病患者において，実行機能と注意機能に関して認知機能促進効果をもたらす可能性が示された．

10. 発達障害

小児・思春期の神経発達障害に対する TMS 療法の臨床的有用性についてまとめたシステマティックレビューでは，以下の結果が報告されている．自閉スペクトラム症（Autism Spectrum Disorder: ASD）の DLPFC に低頻度 rTMS あるいは iTBS を適用することで，社会的機能と反復行動を改善させる可能性がある．注意欠陥/多動性障害（Attention deficit hyperactivity disorder: ADHD）の左 DLPFC に低頻度 rTMS あるいは右 DLPFC に高頻度 rTMS を適用することによって，不注意・多動性・衝動性に関する症状を改善させる可能性がある．チック障害に対しては，両側の SMA に低頻度 rTMS を実施することでチック症状が改善される可能性がある．小児・思春期の神経発達障害に対する rTMS のエビデンスはまだ不十分であるため，今後これらの発達障害を対象とした rTMS の有用性について大規模無作為化二重盲検プラセボ対照比較試験による検証をさらに行っていく必要がある．

ASD に対する rTMS は，その中核的な病態生理であると考えられているガンマ・オシレーションによる機能的同期性を変化させることで，大脳皮質の興奮/抑制バランスの不均衡を是正できる可能性がある．ASD に対する rTMS の臨床効果について検証した別のシステマティックレビューでは，ASD の DLPFC に低頻度 rTMS を適用すると，刺激部位のガンマパワーが減少し，自己モニタリング能力および行為推論に伴う実行機能スキルの向上が認められると報告している．そして，これらの症状の改善は知覚過敏や反復行動の減少あるいは交感神経過活動の減少として現れうる．さらに，ASD に対する TMS 療法の安全性に関しても特に問題がないことが報告されている．現時点での知見はまだ予備的なものであるため，今後はその有用性について大規模な無作為化二重盲検プラセボ対照比較試験による検証や再現性の確認を行い，さらに，遺伝子プロファイリングをはじめとした治療効果の予測因子の同定，効果の持続期間やブースターセッ

JCOPY 498-22938

ションの有用性についても検証し，確立していく必要がある．

　一方，トゥレット症候群に対する rTMS の有効性をチック症状や強迫症状の改善を主要評価項目にしてシステマティックレビューおよびメタ解析を実施した研究では，以下の結果が得られている．オープンラベル試験では，トゥレット症候群患者のチック症状（Hedges'g = − 0.61, 95％CI: − 0.94 −(− 0.29)）および強迫症状（g = − 0.48, 95％CI: − 0.83-(− 0.14)）は rTMS により有意に改善したが，無作為化二重盲検プラセボ対照比較試験では，rTMS 群はシャムコントロール群と比較すると，トゥレット症候群患者のチック症状や強迫症状を有意に改善させなかった．また，両側の SMA をターゲットにした rTMS は，他のターゲット部位を対象とした rTMS よりもチック症状に対して効果的であった（g = − 0.70, 95％CI: − 1.11-(− 0.30) vs. g = − 0.36, 95％CI: − 0.84-0.14）．さらに，年齢が若いほど治療効果が高いことも示された（r = 0.03, p = 0.027）．現時点ではトゥレット症候群に対する rTMS の有効性に関する知見はまだ予備的な段階にあり，今後，無作為化二重盲検プラセボ対照比較試験によるさらなる検証が必要であると考えられる．

11. 依存症および衝動統制障害

　依存症に対する rTMS の治療効果に関するシステマティックレビューでは，以下の結果が得られている．ニコチン依存症に対する rTMS は，研究の質はレベル 1 と高く，エビデンスレベルの強さはクラス B であった．アルコール依存症およびコカイン依存症に対する rTMS は，それぞれ研究の質がレベル 2 であり，エビデンスレベルの強さはクラス B であった．過食症に対する rTMS は，研究の質はレベル 3 と低いが，エビデンスレベルの強さはクラス B であった．一方，ヘロイン，メタンフェタミン，大麻，病的賭博に対する rTMS は，研究の質がレベル 3 と低く，エビデンスレベルの強さもクラス C に留まった．よって，依存症に対する rTMS は新たな治療法として有望である可能性があるが，現時点では研究の質が低いものが多く，今後はその治療メカニズムの解明も含めた，より包括的で厳密な臨床研究が必要であると考えられる．

　薬物依存および摂食障害に対する高頻度 rTMS の治療効果に関して，メタ解析を行った別の研究では，次の結果が得られている．rTMS 群は，

シャムコントロール群と比べ，それらの依存症状を改善する効果がより強いことが明らかとなった．しかしながら，rTMS がそれらの渇望を低減する効果は小さく，それらの消費行動を抑制する効果は中程度であった．さらに，これらの rTMS による効果は，依存症の種類（アルコール，ニコチン，違法薬物，摂食障害）やターゲット部位（左 DLPFC/右 DLPFC）によって異なることはなかった．ただし，複数セッションの rTMS は，単一セッションの rTMS よりも，渇望および消費の減少に対して，より大きな効果を示し，rTMS セッション数または投与パルス数と渇望の減少との間には正の関係が見られ，用量反応効果が認められた．

また，アルコール，ニコチン，違法薬物に対する依存症に関して，DLPFC をターゲットにした rTMS の抗渇望効果と消費抑制効果について，システマティックレビューおよびメタ解析を行った別の研究では，次の結果が示されている．左 DLPFC に対する高頻度 rTMS は，シャムコントロール群と比べ，各依存症における渇望を有意に減少させた（Hedges'g $= -0.62$, 95%CI: -0.89-(-0.35); $p < 0.0001$）．さらに，左 DLPFC をターゲットに高頻度 rTMS を実施した臨床研究に関して，メタ回帰分析を行ったところ，総刺激パルス数と臨床効果の大きさとの間に有意な正の関係があることが明らかになった（$p = 0.01$）．しかし，他の rTMS プロトコルによる依存症の渇望に対する治療効果は有意ではなかった．他方，物質消費を検討した場合，左 DLPFC に対する高頻度 rTMS，両側 DLPFC と島皮質をターゲットとした高頻度 deep TMS は，シャムコントロール群と比べ，消費行動の有意な抑制効果を示した．

衝動的な行動は，健康面および経済面で大きな負担となるため，衝動性を標的とした治療法を開発することはきわめて重要である．そこで，健常成人における衝動性に対する rTMS の効果に関して，システマティックレビューおよびメタ解析を行った別の研究では，rTMS は衝動性を構成する各サブドメインによって，それぞれ異なる効果を示すことが明らかにされた．具体的には，rTMS は運動衝動性の調節には小さいながらも有意な効果があり（$g = 0.30$, 95%CI: 0.17-0.43, $p < 0.001$），時間衝動性には中程度の効果を示した（$g = 0.59$, 95%CI: 0.32-0.86, $p < 0.001$）．さらに，各サブグループ解析（高頻度 rTMS vs. 低頻度 rTMS，従来型 rTMS vs. TBS，刺激部位による解析，使用した主要評価項目の種類など）により，運動衝動性に対する rTMS の効果に影響を与えない主なパラメータは以下

JCOPY 498-22938

のように特定された．運動衝動性に対する rTMS の効果に関して，年齢・性別・刺激強度・刺激総パルス数は有意なモデレーターではなかった．同研究結果からは，rTMS が健常者の運動および時間衝動性を調節できる可能性について予備的な証拠を示している．しかし，犯罪歴のある患者や自傷行為の経験がある患者など，衝動統制障害による有害な行動をとる危険性が高い人々の衝動性を rTMS で調節するためには，今後さらなる研究が必要である．

さらに，精神障害者における衝動性に対する rTMS の調節可能性に関するシステマティックレビューおよびメタ解析では，以下の結果が得られている．健常者における衝動性の調節効果とは異なり，精神障害者における衝動性に対しては，現時点では rTMS に有意な調節効果はない（g = −0.08, 95%CI: −0.35-0.19, p = 0.55）ことが示されている．その背景にある要因として，先行研究で用いられている方法論に一貫性がなく研究間の異質性が高いことがあげられる．サブグループ解析では，精神障害者の衝動性に対する rTMS の調節効果を高めるために必要な主要パラメータとしては，性別が女性であることや刺激強度が強いことが有意なモデレーターになる可能性が示された．今後は標準化された rTMS プロトコルおよび主要評価項目を用いた大規模な無作為化二重盲検プラセボ対照比較試験による検証が必要である．

12. 不眠症

原発性不眠症に対する rTMS の有効性に関するシステマティックレビューおよびメタ解析では，次の結果が得られた．rTMS 群はシャムコントロール群と比べ，不眠症状を有意に改善し，［ピッツバーグ睡眠質問票（Pittsburgh Sleep Quality Index: PSQI）］で評価した効果量（Hedges'g）では，治療期間 10 日で −0.98（95%CI: −1.28-(−0.68)），20 日で −1.16（95%CI: −1.51-(−0.82)），30 日で −2.14（95%CI: −2.45-(−1.83)）であった．しかし，不眠症状に対する rTMS のプラセボ効果も有意であり，rTMS 群における不眠症状改善に関する効果量の 73.5%（95%CI: 50.8%-96.2%）がシャム刺激によってもたらされていることも明らかとなった．したがって，今後は客観性をより担保していくために，多施設共同無作為化二重盲検プラセボ対照比較試験を積極的に推進していく必要

がある.

　また, 不眠症に対する rTMS の有効性と安全性について評価した別のシステマティックレビューおよびメタ解析研究では, rTMS 群はシャムコントロール群と比較して, PSQI 総得点 (SMD: −2.31, 95％CI: −2.95-(−1.66); Z＝7.01, p＜0.00001) および 7 つの下位尺度の点数の改善と関連していた. rTMS は他の治療法と比較しても, PSQI 総得点の改善と関連し (SMD: −0.63, 95％CI: −1.22-(−0.04); Z＝2.08, p＝0.04), 7 つの下位尺度のうち, 睡眠潜時, 睡眠障害, 眠剤使用の点数の改善に寄与する可能性が示された. 一般的に, rTMS は徐波や急速眼球運動 (REM) 睡眠を増加させることで, 睡眠の質を改善すると考えられている. 不眠症に対する rTMS の副作用としては, シャムコントロール群と比べ, 刺激に伴う頭痛の頻度が高かったが, 重篤な有害事象は報告されていない. 本レビュー研究ではrTMSは不眠症に対して安全かつ有効な選択肢となり得ることが示されているが, 今後はより客観的な評価と再現性評価を含めた, より大規模な多施設共同無作為化二重盲検プラセボ対照比較試験を実施することで, 不眠症に対する TMS 療法のエビデンスを固めていく必要がある.

参考文献

1) Magavi LR, Reti IM, Vasa RA. A review of repetitive transcranial magnetic stimulation for adolescents with treatment-resistant depression. Int Rev Psychiatry. 2017; 29: 79-88.

2) Majumder P, Balan S, Gupta V, et al. The safety and efficacy of repetitive transcranial magnetic stimulation in the treatment of major depression among children and adolescents: A systematic review. Cureus. 2021; 13: e14564.

3) Cole J, Bright K, Gagnon L, et al. A systematic review of the safety and effectiveness of repetitive transcranial magnetic stimulation in the treatment of peripartum depression. J Psychiatr Res. 2019; 115: 142-50.

4) Pacheco F, Guiomar R, Brunoni AR, et al. Efficacy of non-invasive brain stimulation in decreasing depression symptoms during the peripartum period: A systematic review. J Psychiatr Res. 2021; 140: 443-60.

5) Lee HJ, Kim SM, Kwon JY. Repetitive transcranial magnetic stimulation treatment for peripartum depression: systematic review & meta-analysis. BMC Pregnancy Childbirth. 2021; 21: 118.

6) Mutz J, Edgcumbe DR, Brunoni AR, et al. Efficacy and acceptability of non-invasive brain stimulation for the treatment of adult unipolar and bipolar depression: A systematic review and meta-analysis of randomised sham-controlled trials. Neurosci Biobehav Rev. 2018; 92: 291-303.

JCOPY 498-22938

7) Nguyen TD, Hieronymus F, Lorentzen R, et al. The efficacy of repetitive transcranial magnetic stimulation (rTMS) for bipolar depression: A systematic review and meta-analysis. J Affect Disord. 2021; 279: 250-5.

8) Tee MMK, Au CH. A Systematic review and meta-analysis of randomized sham-controlled trials of repetitive transcranial magnetic stimulation for bipolar disorder. Psychiatr Q. 2020; 91: 1225-47.

9) Hett D, Marwaha S. Repetitive transcranial magnetic stimulation in the treatment of bipolar disorder. Ther Adv Psychopharmacol. 2020; 10: 2045125320973790.

10) Konstantinou G, Hui J, Ortiz A, et al. Repetitive transcranial magnetic stimulation (rTMS) in bipolar disorder: A systematic review. Bipolar Disord. 2021; (In press)

11) Zhou DD, Wang W, Wang GM, et al. An updated meta-analysis: Short-term therapeutic effects of repeated transcranial magnetic stimulation in treating obsessive-compulsive disorder. J Affect Disord. 2017; 215: 187-96.

12) Rehn S, Eslick GD, Brakoulias V. A meta-analysis of the effectiveness of different cortical targets used in repetitive transcranial magnetic stimulation (rTMS) for the treatment of obsessive-compulsive disorder (OCD). Psychiatr Q. 2018; 89: 645-65.

13) Rapinesi C, Kotzalidis GD, Ferracuti S, et al. Brain stimulation in obsessive-compulsive disorder (OCD): A systematic review. Curr Neuropharmacol. 2019; 17: 787-807.

14) Vicario CM, Salehinejad MA, Felmingham K, et al. A systematic review on the therapeutic effectiveness of non-invasive brain stimulation for the treatment of anxiety disorders. Neurosci Biobehav Rev. 2019; 96: 219-31.

15) Sagliano L, Atripaldi D, De Vita D, et al. Non-invasive brain stimulation in generalized anxiety disorder: A systematic review. Prog Neuropsychopharmacol Biol Psychiatry. 2019; 93: 31-8.

16) Yan T, Xie Q, Zheng Z, et al. Different frequency repetitive transcranial magnetic stimulation (rTMS) for posttraumatic stress disorder (PTSD): A systematic review and meta-analysis. J Psychiatr Res. 2017; 89: 125-35.

17) Belsher BE, Beech EH, Reddy MK, et al. Advances in repetitive transcranial magnetic stimulation for posttraumatic stress disorder: A systematic review. J Psychiatr Res. 2021; 138: 598-606.

18) Harris A, Reece J. Transcranial magnetic stimulation as a treatment for posttraumatic stress disorder: A meta-analysis. J Affect Disord. 2021; 289: 55-65.

19) Cirillo P, Gold AK, Nardi AE, et al. Transcranial magnetic stimulation in anxiety and trauma-related disorders: A systematic review and meta-analysis. Brain Behav. 2019; 9: e01284.

20) He H, Lu J, Yang L, et al. Repetitive transcranial magnetic stimulation for treating the symptoms of schizophrenia: A PRISMA compliant meta-analysis. Clin Neurophysiol. 2017; 128: 716-724.

21) Kennedy NI, Lee WH, Frangou S. Efficacy of non-invasive brain stimulation on the symptom dimensions of schizophrenia: A meta-analysis of randomized controlled trials. Eur Psychiatry. 2018; 49: 69-77.

22) Li J, Cao X, Liu S, et al. Efficacy of repetitive transcranial magnetic stimulation on auditory hallucinations in schizophrenia: A meta-analysis. Psychiatry Res.

2020; 290: 113141.

23) Cheng CPW, Wong CSM, Lee KK, et al. Effects of repetitive transcranial magnetic stimulation on improvement of cognition in elderly patients with cognitive impairment: a systematic review and meta-analysis. Int J Geriatr Psychiatry. 2018; 33: e1-e13.

24) Chu CS, Li CT, Brunoni AR, et al. Cognitive effects and acceptability of noninvasive brain stimulation on Alzheimer's disease and mild cognitive impairment: a component network meta-analysis. J Neurol Neurosurg Psychiatry. 2021; 92: 195-203.

25) Lin Y, Jiang WJ, Shan PY, et al. The role of repetitive transcranial magnetic stimulation (rTMS) in the treatment of cognitive impairment in patients with Alzheimer's disease: A systematic review and meta-analysis. J Neurol Sci. 2019; 398: 184-91.

26) Wang X, Mao Z, Ling Z, et al. Repetitive transcranial magnetic stimulation for cognitive impairment in Alzheimer's disease: a meta-analysis of randomized controlled trials. J Neurol. 2020; 267: 791-801.

27) Rajji TK. Transcranial magnetic and electrical stimulation in alzheimer's disease and mild cognitive impairment: A review of randomized controlled trials. Clin Pharmacol Ther. 2019; 106: 776-80.

28) Ilieva IP, Alexopoulos GS, Dubin MJ, et al. Age-related repetitive transcranial magnetic stimulation effects on executive function in depression: A systematic review. Am J Geriatr Psychiatry. 2018; 26: 334-46.

29) Martin DM, McClintock SM, Forster JJ, et al. Cognitive enhancing effects of rTMS administered to the prefrontal cortex in patients with depression: A systematic review and meta-analysis of individual task effects. Depress Anxiety. 2017; 34: 1029-39.

30) Iimori T, Nakajima S, Miyazaki T, et al. Effectiveness of the prefrontal repetitive transcranial magnetic stimulation on cognitive profiles in depression, schizophrenia, and Alzheimer's disease: A systematic review. Prog Neuropsychopharmacol Biol Psychiatry. 2019; 88: 31-40.

31) Xu Y, Qiu Z, Zhu J, et al. The modulation effect of non-invasive brain stimulation on cognitive function in patients with mild cognitive impairment: a systematic review and meta-analysis of randomized controlled trials. BMC Neurosci. 2019; 20: 2.

32) Chou YH, Ton That V, Sundman M. A systematic review and meta-analysis of rTMS effects on cognitive enhancement in mild cognitive impairment and Alzheimer's disease. Neurobiol Aging. 2020; 86: 1-10.

33) Dong X, Yan L, Huang L, et al. Repetitive transcranial magnetic stimulation for the treatment of Alzheimer's disease: A systematic review and meta-analysis of randomized controlled trials. PLoS One. 2018; 13: e0205704.

34) Vacas SM, Stella F, Loureiro JC, et al. Noninvasive brain stimulation for behavioural and psychological symptoms of dementia: A systematic review and meta-analysis. Int J Geriatr Psychiatry. 2019; 34: 1336-45.

35) Hsu CW, Wang LJ, Lin PY. Efficacy of repetitive transcranial magnetic stimulation for Tourette syndrome: A systematic review and meta-analysis. Brain Stimul. 2018; 11: 1110-8.

36) Masuda F, Nakajima S, Miyazaki T, et al. Clinical effectiveness of repetitive transcranial magnetic stimulation treatment in children and adolescents with

neurodevelopmental disorders: A systematic review. Autism. 2019; 23: 1614-29.

37) Memon AM. Transcranial magnetic stimulation in treatment of adolescent attention deficit/hyperactivity disorder: A narrative review of literature. Innov Clin Neurosci. 2021; 18: 43-6.

38) Casanova MF, Sokhadze EM, Casanova EL, et al. Transcranial magnetic stimulation in autism spectrum disorders: Neuropathological underpinnings and clinical correlations. Semin Pediatr Neurol. 2020; 35: 100832.

39) Makani R, Pradhan B, Shah U, et al. Role of repetitive transcranial magnetic stimulation (rTMS) in treatment of addiction and related disorders: A systematic review. Curr Drug Abuse Rev. 2017; 10: 31-43.

40) Song S, Zilverstand A, Gui W, et al. Effects of single-session versus multi-session non-invasive brain stimulation on craving and consumption in individuals with drug addiction, eating disorders or obesity: A meta-analysis. Brain Stimul. 2019; 12: 606-18.

41) Zhang JJQ, Fong KNK, Ouyang RG, et al. Effects of repetitive transcranial magnetic stimulation (rTMS) on craving and substance consumption in patients with substance dependence: a systematic review and meta-analysis. Addiction. 2019; 114: 2137-49.

42) Hauer L, Scarano GI, Brigo F, et al. Effects of repetitive transcranial magnetic stimulation on nicotine consumption and craving: A systematic review. Psychiatry Res. 2019; 281: 112562.

43) Yang CC, Völlm B, Khalifa N. The effects of rtms on impulsivity in normal adults: a systematic review and meta-analysis. Neuropsychol Rev. 2018; 28: 377-92.

44) Yang CC, Mauer L, Völlm B, et al. The effects of non-invasive brain stimulation on impulsivity in people with mental disorders: a systematic review and explanatory meta-analysis. Neuropsychol Rev. 2020; 30: 499-520.

45) Jiang B, He D, Guo Z, et al. Efficacy and placebo response of repetitive transcranial magnetic stimulation for primary insomnia. Sleep Med. 2019; 63: 9-13.

46) Sun N, He Y, Wang Z, et al. The effect of repetitive transcranial magnetic stimulation for insomnia: a systematic review and meta-analysis. Sleep Med. 2021; 77: 226-37.

おわりに ― 謝辞

　本書はコロナ禍がまだ続く 2021 年に執筆しました．幸か不幸か，医療従事者には在宅勤務というオプションがないため，従来のフィジカルな現場の仕事に加え，多くのビジネスマンにニューノーマルとして課せられたオンラインによるビデオ会議なども新たに付加されました．つまり，コロナの影響で私の仕事は事実上倍になり，2021 年の私の勤務時間は自己最長記録を更新しました．そういう背景もあり，本書の執筆はその日の仕事や Web 会議が終わった後の深夜に細々と行わざるを得ませんでした．そういう意味で本書の執筆は自分にとっては『深夜食堂』ならぬ，深夜マラソンのような営みでした．大袈裟な表現をすれば，内的には一種の『走れメロス』の境地でゆっくりと完走した感があります．マラソン嫌いの私が，そのようなことを成し遂げられたのも，編集者の五月女様がそっと静かに伴走してくれたからだと思います．この場を借りて改めて感謝の意を表したいと思います．そして，校正段階からは，歌川まどか様と上岡里織様から全面的なバックアップを受け，本書を無事に完成させることができました．お二人の力強いサポートに心より感謝申し上げます．

　「はじめに」の部分では，私がまだ TMS 研究者としては駆け出しの頃（2008 年～2011 年）のお話しを少しさせていただきました．当時の日本では rTMS の臨床研究や TMS 神経生理研究を本格的に行っている施設や研究者はほとんどおらず（特に精神科領域ではほぼ皆無だったと思います），自分が大学院生の時に手探りで試行錯誤しながらやっていた rTMS 研究をさらに発展させるためには，その分野で活躍している一流の研究者の下で修業する必要性があると強く感じていました．そこで，大学院の最終学年の秋に一念発起し，TMS 研究のメッカであるトロント大学精神科 Centre for Addiction and Mental Health（CAMH）の Jeff Daskalakis ラボを訪問し，見学させていただく機会を得ることができました．その際，CAMH で繰り広げられていたさまざまな臨床研究や最先端の TMS 神経生理研究を実際に目の当たりにして，非常に感銘を受けたのを今でも覚えています．当時の自分はまだ学位審査前の段階で博士号取得見込みの状況であったにもかかわらず，自分は「このラボでポスドクをやるしかない！」と直感し，その勢いで，TMS ラボの PI（研究責任者）だった Jeff に「博士号取得後，来年からこのラボでポスドクをさせてください！」と懇願し，Jeff を困惑させたものです．ただ，拙い英語ながらも私の熱意だけは伝わったのか，見学の最終日には，超多忙な Jeff

がわざわざ私をディナーに連れて行ってくれて,「ヨシ,分かった.博士号を取得し,日本あるいはカナダのグラントを獲ることが条件だ.そしたら,お前をラボメンとして受け入れる」と言ってくれました.そして,雪が深々と降る11月のトロントのダウンタウンで,お互いに力強く握手し,私は思いを新たにしたのでした.

　2011年12月に東大大学院の学位審査を受けることになりましたが,当時としては,基礎研究や神経画像研究でもなく,「うつ病患者に対するrTMS療法による臨床症状と定量脳波の解析」というテーマ自体が東大医学部の中では珍しく馴染みのないテーマだったこともあり,審査自体がやや難航しました.私の博士論文の主査は坂井克之先生（当時,東京大学大学院医学系研究科准教授）でしたが,坂井先生は研究者としては厳しくも,人としてはとても温かみのある先生でした.坂井先生は私の研究テーマが当時のスタンダードからやや外れていたため,適切かつ建設的な研究指導もなく,私がほぼ独力で博士論文に取り組んでいることにすぐに気付いてくださいました.しかも,坂井先生は主査であるにもかかわらず,博士論文の指導者役も率先して引き受けてくれました.毎度厳しい指摘が入り,メールや電話が来る度に戦々恐々としておりましたが,坂井先生のお陰で最終的には何とか形になり,予定通り無事に博士号を取得することができました.最後に学位審査合格の連絡を坂井先生から直接受けた際には,笑顔で力強く「おめでとう！」と握手してくださいました.そして,「研究者を目指すのであれば,決して諦めるな！粘れ！」と手向けの言葉までいただきました.その言葉は今でも自分の胸に深く突き刺さっています.

　2012年夏から2017年春までの約5年間は,上記の伏線の通り,トロント大学精神科CAMHに研究留学することができました.このトロント留学時代は自分にとって,研究者になるためのトレーニング期間としても,豊穣な人生経験を得ることができた時期としても,かけがえのない貴重な時間となりました.自分は幸いなことにTMS-EEG神経生理研究についてはJeff Daskalakis先生（当時トロント大学准教授,その後,同教授を経て,現在はカリフォルニア大学サンディエゴ校精神医学部門長）,TMS療法の臨床研究についてはDaniel Blumberger先生（当時トロント大学助教,現在はトロント大学教授）が直接指導してくださることになり,留学中にTMS業界における二人の大御所から直接メンターシップを受けることができたのは,ある意味,奇跡的な僥倖だったと思います.そこでは,お陰様でグラント申請の方法や研究倫理の理解から神経生理実験の手技,EEG解析方法,論文執筆の方法,学生指導まで一人前の研究者になるために必要不可欠なさまざまなトレーニングを幅広く受けることができました.トロント大

学精神科 CAMH では，慶應義塾大学精神科から留学されていた先生方とも親睦を深めることができ，特に帰国の際には当時より交流のあった中島振一郎先生（現在，慶應義塾大学医学部精神・神経科学教室・専任講師）からのご紹介もあり，現職への赴任に繋がったという幸運にも恵まれました．現在の私の研究者としてのコアができたのも，まさにトロント留学時代にお世話になった Jeff や Daniel をはじめとしたメンターおよび同僚の方々のお陰だと思っております．この場を借りてトロントの仲間達に心より感謝の念を表したいと思います．

　帰国後の 2017 年春から現在まで，やや型破りな私を TMS ニューロモジュレーション研究部門の研究責任者として，慶應義塾大学医学部精神・神経科学教室に招聘してくださり，寛容な心で受け入れてくださった三村將教授に心より深謝したいと思います．帰国後は三村將先生のご支援のお陰で，私自身は本邦における TMS 研究および臨床応用のエヴァンゲリストとして自由気ままに活動することができております．また上に紹介した中島振一郎先生と共にダブル PI として帰国直後の早い段階から，慶應義塾大学医学部精神・神経科学教室の中に Multidisciplinary Translational Research（MTR）Lab（精神病態生理学研究室）という独立したラボを三村將先生のご支援の下，立ち上げることができました．その背景には，ラボとしての資金源を確保するために，日本学術振興会からの科研費や日本医療研究開発機構（AMED）からの委託研究費をはじめとした公的資金だけでなく，各種財団からの研究支援および産学連携による各種関連企業様からの強力かつフレキシブルなサポートがあったからこそだと考えております．TMS 関連研究で日々お世話になっている関連企業の皆様にもこの場をお借りして厚く御礼申し上げたいと思います．

　最後に，ここ数年は日々の臨床業務以外はラボの PI として研究室の運営マネジメントや学生指導をはじめとした教育に割くエフォートが大半を占めるようになり，自分自身の純粋なリサーチタイムは激減してしまいましたが，それでもこれまで多くのリサーチアシスタントや学生たちに支えられながらここまで何とかやって来れました．現在の恵まれた研究環境を提供してくださっている，慶應義塾大学病院精神・神経科医局の皆様，新宿・代々木こころのラボクリニック院長の北畑亮輔先生，共同研究者の先生方，そして，素晴らしきラボメンに恵まれた僥倖に心より感謝いたします．また，私の生活や人生をいつも陰で支えてくれている理解ある家族にも，この場を借りて改めて感謝したいと思います．

2021 年 12 月　　　　　　　　　　　　　　　　　　野田　賀大

JCOPY　498-22938

索 引

■あ行

アクセレレート rTMS/TBS	49
アクセレレート TMS 療法	58
アシルグリセロールリパーゼ	40
アデノシン三リン酸	42
アポトーシス	42
アメリカ食品医薬品局（FDA）	
	16, 29, 52, 88
アルコール	140
アルコール依存症	139
アルツハイマー型認知症	134
アレッサンドロ・ボルタ	17
安静運動閾値 RMT	28, 63
安静時運動閾値	55, 63
安静時機能的結合性	36
安静時脳波	47
安静状態ネットワーク	116
安全性	7, 26, 49, 52, 87
安全性ガイドライン	53, 87, 102
アンソニー・バーカー	27
アントン・メスメル	18
アンペールの法則（右ねじの法則）	1
アンメット・メディカル・ニーズ	33
医学的安全性	101
医学的必要性	97
医学リテラシー	90
維持期	53, 70
意思決定	68, 98
異質性	31, 112, 141
依存症および衝動統制障害	139
一次運動野	35
一次データ	12
遺伝子多型	36, 44
遺伝子と環境の相互作用	14

遺伝子発現	35
遺伝子プロファイリング	138
医は仁術	106
違法薬物	92, 140
医療倫理	87, 90, 106, 128
因果関係	10, 100, 137
陰性症状	133
インフォームド・コンセント	90
ウーゴ・ツェルレッティチ	25, 88
ウォルシュ	25
うつ病	
	iii, 16, 31, 52, 68, 76, 103, 108, 137
うつ病に伴う認知機能障害	137
運動閾値	12, 28, 44
運動性言語野	101
運動前野	71, 112
運動皮質	12
運動誘発電位	12
エール・ブラウン強迫尺度（Y-BOCS）	
	82, 131
エイドリアン・ポラセック	25
エガス・モニス	88
エピソード期間	43
エビデンス	18, 32, 52, 76
エビデンスレベル	134
エフード・クライン	28
円形コイル	5, 25, 67
炎症	32, 38
炎症性物質	39
エンドカンナビノイド	40
エンドカンナビノイド受容体	40
エンドフェノタイプ	44
オームの法則	4

■か行

カール・ナーゲルシュミット	23
概日リズム	34
外側 OFC（LOFC）	74, 122
ガイドライン	52, 87, 89, 97, 99, 102
海馬	iii, 36, 68
海馬傍回	38
科学的エビデンス	76, 85, 107
科学リテラシー	90
学習性無力感	34, 39
過酸化物質	39
カチオンチャネル	35
葛藤のモニター	68
渇望	140
カルシウムイオン	35
ガルバニック	17
ガレノス	16
寛解	31, 60, 77
寛解率	29, 55, 119
眼窩前頭皮質	36
間欠的 TBS	14, 53
間欠的シータバースト	48
観察研究	96
患者の層別化	36, 75, 122
カンナビノイド受容体	40
ガンマ・オシレーション	138
記憶	52, 68, 92
記憶と学習	iii
機械学習	48, 115, 121
企業治験	28, 103
器質性疾患	81, 125
基礎研究	12, 147
北畑亮輔	148
既知の未知	92
機能的 MRI	10, 110
機能的結合性	12, 36, 45, 66, 71, 108, 115
機能的多様性	125
機能的脳 MRI（rs-fMRI）	71
気分安定薬	58
気分の側性化	115
急速眼球運動（REM）睡眠	142
橋周辺灰白部	68
強迫症状	82, 139
強迫性障害	32, 80, 100, 131
局所的な反応性	12
グアノシン三リン酸フォスファターゼ	40
空間分解能	4, 12, 115
グリア細胞	41
グルコース代謝	36, 42
グルタミン酸	31, 39
グルタミン酸受容体	iii, 13, 40
グルタミン酸脱炭酸酵素	34
クローズド・ループシステム	108, 122
クロルプロマジン	88
慶應義塾大学医学部精神・神経科学教室	148
経頭蓋直流電流刺激	92
経頭蓋電気刺激	26
軽度認知障害	134
けいれん	52, 97, 128
けいれん誘発	52, 70, 91, 101, 130
血液脳関門	41
楔状回	38
幻覚	133
研究計画書	98
研究倫理審査委員会	98
健常と病気	89
幻聴	134
原発性不眠症	141
抗うつ薬	31, 51, 57, 77, 84, 91, 98, 103, 110
抗炎症作用	39
抗渇望効果	140
後期 LTP	35
抗酸化ストレス作用	39
抗酸化ストレス物質	39
高周波電気治療法	21
抗精神病薬	33, 58, 80, 88
構造 MRI	11, 112, 118
行動・心理症状（BPSD）	137
高頻度 rTMS	28, 34, 54, 100, 121

興奮/抑制バランス	14, 121	視床皮質リズム障害モデル	
興奮/抑制バランスの不均衡	138	（アルファリズムの障害仮説）	47
コカイン依存症	139	次世代 TMS	10
国際 10-20 電極配置法	111	持続性 TBS	54, 121
国際臨床神経生理連盟（International		失快楽症（アンヘドニア）	34
Federation of Clinical		実験的使用	96
Neurophysiology)	95, 102	実行可能性	7, 64, 73
個別アルファピーク周波数	47	実行制御	68
個別化医療	33, 48, 108	シナプス	iii, 10, 31
個別化ニューロナビゲーション	65, 119	シナプス可塑性	31, 40
コルチゾール	34	シナプスタンパク質	40
コルビンガー	102	シナプス後肥厚部蛋白 95	40
コロナ禍	146	シナプトフィシン	41
コンサルテーション	97	自閉スペクトラム症（ASD）	84, 138
コンセンサス	31, 96, 132	社会的機能	138
コンデンサ（蓄電器，キャパシタ）	4, 23	社会的受容性	93
		ジャック・アルセーヌ・ダルソンバール	
■さ行			21
再現性コホートデータ	47	周産期うつ病・産後うつ病	129
再現性試験	104	自由診療	81, 91
再導入	60	樹状突起のリモデリング	42
サイトカイン	39	出版バイアス	134
再度治療	60	条件刺激	13
再発	33, 51, 53, 59, 62, 78, 104	症状クラスター	107, 119
再発予防	51, 60, 96	症状ドメイン	134
サイリスタ（シリコン制御整流子）	4	情動	33, 68
サブドメイン機能	114, 140	衝動性	121, 138, 140, 141
産学連携	103, 148	小児・思春期うつ病	128, 138
サンプルサイズ	43, 119, 130	消費抑制効果	140
ジアシルグリセロールリパーゼ α	40	情報格差	103
ジアテルミー	21, 23	ジョン・オリアドン	28
シータバースト刺激	14, 49, 53, 66	自律神経調節機能	68
シータリズムとガンマ振動との		自律性の低下	102
カップリング現象	14	自律尊重	87, 90
時間分解能	12	シルバナス・トンプソン	25
磁気刺激	8, 16, 25, 43	シングルパルス TMS	12, 101
刺激周波数	6, 14, 35, 121, 130	神経栄養因子	36, 41, 43
刺激パラメータの最適化	108, 125	神経可塑性	iii, 10, 31, 35
自己同一性	iii, 93	神経可塑性仮説	35
死後脳	34, 40	神経細胞死	41
視床下部	38, 68	神経新生	40
		神経生理学	10, 27, 36, 90, 125

神経伝達物質 35
神経ネットワーク 68, 108, 116
神経保護効果 41
侵襲性 91
新宿・代々木こころのラボクリニック 148
診断予測因子 15
心的外傷後ストレス障害（PTSD） 32, 132
深部 rTMS 69
深部 TMS 療法 132
心理療法 32, 56, 64
睡眠障害 76, 130, 142
睡眠潜時 142
睡眠の質 142
スクリボニウス・ラルグス 16
頭痛 52, 130, 142
スティーブンス 25
スティグマ 107
ストレス応答性転写因子 39
スパイン iii
正義 87, 90
正常と異常 89
精神運動抑制 37, 78
精神外科 88
精神外科を否定する決議 89
精神疾患の診断補助 15
生命倫理 60, 87, 90
摂食障害 140
絶対禁忌 97, 105
セロトニン 37, 44
セロトニン 2A（5-HT2A）受容体 36
セロトニン再取り込み阻害薬 38
セロトニントランスポーターリンク
　多型領域（5-HTTLPR） 44
善行 87, 90
閃光感覚 23
潜在軌跡分析 48
潜在クラス分析 48
前帯状皮質 33, 110, 116
前帯状皮質膝下部 33, 116
前頭眼野 111

前頭前野 iii, 15, 33, 41, 115
セントラル・エグゼクティブ・
　ネットワーク 45
前部前頭葉白質切截法（ロボトミー） 88
前臨床研究 34, 42
相関的な二次データ 13
早期 LTP 35
増強療法 32, 80
双極性うつ病 53, 58, 70, 82, 130
双極性障害 52, 82, 130
相対禁忌 105
躁転 52, 130
層別化 36, 46, 75, 122
促進効果 13, 121, 138

■た行

ターゲット部位の最適化 123
帯状回 38
代諾者 98
大脳辺縁系 33, 39, 110
大麻 139
タスク fMRI 115
脱分極 3, 35, 54
ダブルコーン・コイル 69
単極性うつ病 53, 58
単相性パルス 5
タンパク質合成 35
チック障害 139
チック症状 139
注意欠陥/多動性障害 138
中間表現型 15
抽象化能力 15
中枢性疼痛 100
聴覚障害 52
長期記憶増強 iii, 35
長期的な効果 14
長期抑圧 35
治療抵抗性 33, 37, 52, 131
治療抵抗性うつ病 iv, 28, 31, 51, 76, 107
治療の個別化 122
治療反応 15, 36, 120

治療反応予測因子　　　　15, 42, 44
治療メカニズム　　11, 31, 74, 96, 139
データ駆動型　　　　　　　　　48
データの二次利用　　　　　　　49
データベース・レジストリ研究
　　　　　　　　　　　　　31, 43
適正使用指針　　　51, 87, 89, 103
適用外使用（オフラベル使用）
　　　　　　　91, 96, 105, 128
デコーディング　　　　　　　122
テスト刺激　　　　　　　　　　13
デフォルトモード　　　　　　116
デフォルトモード・ネットワーク　　38
てんかん　　　　　　　36, 52, 105
電気けいれん療法　　　iii, 26, 80
添付文書　　　　　　　　　　　96
島　　　　　　　　　　　　　　38
頭蓋内器質性病変　　　　　　105
動機付け　　　　　　　　　　　68
統合失調症　　　iii, 28, 88, 133
動物磁気（メスメリズム）　　　18
動物電気（生気論）　　　　　　18
トゥレット症候群　　　　　　139
ドーパミン　　　　　　　　　　37
ドーパミン再取り込み阻害薬　　37
特定臨床研究　　　　　　91, 96
トランスレーショナル研究　12, 35
トレーニングコース　　　　　　90
トロント大学精神科　　　　　146

■な行

内臓自律神経機能　　　　　　　68
内側前頭前野　　　33, 45, 59, 67
ナイト・ダンラップ　　　　　　25
中島振一郎　　　　　　　　　148
ニコチン　　　　　　　　　　140
ニコチン依存症　　　　　　　139
ニコラ・テスラ　　　　　　　　19
二相性パルス　　　　　　　　　5
日本うつ病学会　　　　　　　　95
日本精神神経学会　　　　　89, 95
日本臨床神経生理学会　　　　　95

ニューノーマル　　　　　　　146
ニューロ・ドーピング　　　　　94
ニューロエンハンスメント　　　94
ニューロナビゲーション・
　ターゲティング　　　　　　71
ニューロモデュレーション　　iv, 38
妊娠　　　　　　　　　　52, 97
認知機能　　10, 52, 68, 80, 91, 129
認知機能障害　　　　　　94, 137
認知症　　　　　iii, 78, 98, 134
認知バイアス　　　　　　　　93
忍容性　　　　　29, 50, 62, 129
ネットワーク・メタ解析　　54, 67
ネットワーク解析　　　　　　110
ネットワーク療法　　　　　　110
脳機能障害　　　　　　　　　94
脳刺激・ニューロモジュレーション　91
脳刺激法　　　　92, 106, 115
脳と行動の入出力関係　　　　12
脳波　　　　　　　　　10, 123
脳マッピング手法　　　　　　10

■は行

ハーモナイゼーション　　　　　49
バーロー　　　　　　　　　　25
バイオタイピング　　　　　　121
バイオタイプ　　　48, 107, 121
バイオマーカー　　　　　15, 38
背外側線条体　　　　　　　　37
背外側前頭前野　　　　33, 108
背内側前頭前野　　　　　45, 59
パスカル・レオネ　　　　　　28
バタフライコイル　　　　　　67
発達障害　　　　　32, 84, 138
ハブ（結節点）　　　　33, 118
ハミルトンうつ病尺度　　29, 31
パラケルスス　　　　　　　　18
パラダイムシフト　　　　　　115
反精神医学　　　　　　　26, 89
反応　　　　　31, 43, 53, 135
反応率　　　　　29, 55, 120
反復経頭蓋磁気刺激（rTMS）　iv, 10, 12

反復行動 138
ビオ・サバールの法則 4
非競合性 NMDA 受容体拮抗薬 35
皮質内抑制 12
皮質の可塑性 12
皮質の興奮性 12
皮質辺縁系ネットワーク 68
皮質抑制 34
非侵襲的 iv, 2, 10, 92, 106, 123
左背外側前頭前皮質 27
ピッツバーグ睡眠質問票 (PSQI) 141
非定型抗精神病薬 32
非電気的なメカニズム 42
病的賭博 139
ファラデーの電磁誘導の法則 1
不安障害 32, 58, 132
不安身体症状 119
ブースターセッション 138
不快症状 119
副腎皮質刺激ホルモン 34
腹側 ACC 33
腹内側前頭前野 67
不注意・多動性・衝動性 138
不眠症 141
プライミング TMS 66
プレシジョン・メディシン 9, 33, 46, 122
プロテオミクス 34
分配的正義 93
ペアパルス TMS 12, 34
ペア連合刺激 12
ベルソルド・ベア 24
ヘロイン 139
ベンゾジアゼピン系薬剤 48, 57
扁桃体 33, 45, 68
報酬系 37, 122
報酬 68
報酬予測 68
ポール・マリー・ウーダン 21
保険外使用 (自由診療) 105
保険適用 30
ホジキン・ハクスレーモデル 9

ポジトロン・エミッション・トモグラフィー 10
ホセ・デルガード 89
ホスホイノシチドホスホリパーゼ Cγ 40
ホメオスタシス 38

■ま行

マーク・ジョージ 27
マートン 26
マイケル・ファラデー 1
マグヌソン 25
マルチモーダル MRI 神経画像 9
慢性化 33
右 DLPFC 132
未知のリスク 99
三村將 148
無危害 90
迷走神経刺激 32
メタボロミクス 34
メタンフェタミン 139
メディアリテラシー 90
メンテナンス rTMS 60
モートン 26
モノアミン仮説 32

■や行

薬事承認 30, 91, 103
薬物治療抵抗性 27, 42, 76, 128
薬物乱用 52
誘導性一酸化窒素合成酵素 39
誘導電流 9
陽性症状 133
抑制効果 13
予測不可能 89

■ら行

リアルワールド 56
リアルワールドデータ 44
利益相反 104
リクルート・エンリッチメント 67
リスク・ベネフィット 90
罹病期間 52

利用可能性 92
両側 DLPFC-rTMS 67
臨床研究 12, 34
臨床研究審査委員会 91
臨床研究法 96
臨床研究保険 99
倫理ガイドライン 90
ルイジ・ガルヴァーニ 17, 87
ルシオ・ビニ 26
レギュラトリーサイエンス 102
レトロスペクティブ 116
連続的 TBS（cTBS） 14
老化現象 94
ロバート・バーソロウ 88
ロバート・ヒース 89

■わ行

ワーキングメモリ 15

■A〜D

ACC 45, 68
ADAS-cog（Alzheimer's Disease Assessment Scale-cognitive subscale） 134, 156
add-on 55
ADHD（attention deficit hyperactivity disorder） 138
aftereffect 14
AMPA 受容体 42
ATP（adenosine triphosphate） 42
Bcl-2 結合 X 蛋白質（Bax） 40
β-アドレナリン受容体 38
BDNF 36, 40
BDNF 遺伝子多型 36
Beam F3 法 74, 111
Bel-2（B-cell lymphoma 2） 40
beneficence 90
BPSD（behavioral and psychological symptoms of dementia） 137
CBIR（cannabinoid receptor） 40
CAMH 146

Centre for Addiction and Mental Health 146
Clinical TMS Society 111
dACC（dorsal anterior cingulate cortex） 33
DAGLα（diacylglycerol lipase α） 40
Daniel Blumberger 147
DLPFC（dorsolateral prefrontal cortex） 27, 33, 67
DMPFC（dorsomedial prefrontal cortex） 45, 67
dTMS（deep TMS） 49, 69

■E〜J

ECT（electroconvulsive therapy） iii, 26
EEG 法 74
FDG-PET 45
fMRI 45
GABA 34
GABA（A）受容体 34, 36
GABA（B）受容体 34
GABA 作動性神経機能 14
GABA 受容体介在性神経生理機能 13
GTPase（guanosine triphosphate） 40
HPA axis 34
HPA 系 37
H コイル 8, 69
IAF（individual alpha-peak frequency） 47
IL-1β 39
IL-6 39
Jeff Daskalakis 146
jRCT 100
justice 90

■L〜O

LTD（long-term depression） 35
LTP（long-term potentiation） iii, 35
MAGL（monoacylglycerol lipase） 40
MAPK（mitogen-activated protein kinase） 40

M1 35

M1 ホットスポット 71

MRS (magnetic resonance spectroscopy) 34

Magstim 装置 56

Magventure 装置 56

MCI (mild cognitive impairment) 135

MEP (motor-evoked potential) 12

MMSE (Mini-Mental State Examination) 134

Montgomery Asberg うつ病評価尺度 (MADRS) 31, 78, 85

MRI ガイド下ニューロナビゲーション 9, 64

MT (motor threshold) 12

Multidisciplinary Translational Research Lab (精神病態生理学研究室) 148

N-アシルホスファチジルエタノールアミン-ホスホリパーゼ D 40

NeuroStar TMS 治療装置 iv, 29, 56, 77, 91

NMDA 型グルタミン酸受容体介在性神経生理機能 13

NMDA 受容体 13, 35, 42

non-maleficence 90

NR2B (NMDA 型グルタミン酸受容体ヘテロ 2 量体) 40

Nuclear factor-E2-related factor 2 (Nrf2) 39

OCD (obsessive compulsive disorder) 69, 131

OFC 45, 74, 132

■P〜S

P300 振幅 47

PET 45

PFC の非対称性仮説 67

phosphene 23

PI3 キナーゼ (Phosphoinositide 3-kinase: PI3K/プロテインキナーゼ B (Akt) 40

Pittsburgh 睡眠質問票 (PSQI) 141

PLCγ (phosphoinositide phospholipase Cγ) 40

postsynaptic density protein 95 40

pTMS (priming TMS) 66

PTSD (post-traumatic stress disorder) 32, 132

Ras 蛋白質 (Ras)/分解促進因子活性化タンパク質キナーゼ 40

respect for autonomy 90

RMT (resting motor threshold) 55

rs-EEG (resting-stage EEG) 47

rs-fMRI (resting-state functional magnetic resonance imaging) 37

rTMS (repetitive transcranial magnetic stimulation) iv

sgACC (subgenual ACC) 33, 68, 116

SMA 132

SPECT 36, 45

synaptophysin 41

■T〜Y

TBS (theta burst stimulation) 14, 49, 53

tDCS (transcranial direct current stimulationo) 92

TEP (TMS-evoked potential) 12

TES (transcranial electrical stimulation) 26

TMS-EEG 同時計測 12

TMS-fMRI 45

TMS コイル 1

TMS 神経生理研究 146

TMS 神経生理検査 12

TMS に関する安全性ガイドライン 102

TMS ニューロモジュレーション研究部門 148

TMS 誘発脳波 12

TMS 療法関連データベース・レジストリ構造に関する研究」プロジェクト 49

TMS 療法の最適化 125

TrkB 40

tumor necrosis factor α（TNFα）　39
virtual lesion　101
VMPFC（ventromedial prefrontal cortex）　67
Y-BOCS（Yale-Brown obsessive compulsive scale）　82, 131

■数字

2-アラキドノイルグリセロール（2-AG）　40

4 つの倫理原則　106
5 cm ルール　71
5-HT1A 受容体　36
5-HT1A 受容体多型　44
5.5 cm 法　111
8 の字コイル　5
^{18}FDG-PET　36

著者略歴

野田 賀大 (のだ　よしひろ)

2012年東京大学大学院医学系研究科博士課程修了．東京大学医学部附属病院，神奈川県立精神医療センター等の勤務を経て，2012年から2017年までトロント大学精神科 Centre for Addiction and Mental Health にてクリニカルリサーチフェロー．2017年に帰国後，慶應義塾大学医学部精神・神経科学教室特任講師．2021年より同特任准教授．専門は TMS療法をはじめとしたニューロモデュレーション治療技術開発と TMS-EEG 神経生理を応用した精神疾患の病態生理研究．精神科専門医・指導医，精神保健指定医．

うつ病に対する TMS 療法 Up-to-date
自分らしい生き方を求めて　　　　　　　　　©

発　　行　2022年6月20日　　1版1刷

著　者　野 田 賀 大

発行者　株式会社　中外医学社

　　　　代表取締役　青 木　　滋

　　　　〒162-0805　東京都新宿区矢来町62
　　　　電　話　　03-3268-2701（代）
　　　　振替口座　　00190-1-98814番

印刷・製本/三報社印刷（株）　　　　　〈SK・MU〉
ISBN 978-4-498-22938-9　　　　　　Printed in Japan